Dr. med. Friedrich Douwes · Leo Sillner

Hoffnung bei
Prostata-
Beschwerden

Dr. med. Friedrich Douwes · Leo Sillner

Hoffnung bei Prostata-Beschwerden

Die neue Therapie
ohne Operation

HERBIG
Gesundheitsratgeber

Bildnachweis: Klinik St. Georg, Fachklinik, Rosenheimer Str. 6–8, 83043 Bad Aibling

Besuchen Sie uns im Internet unter
www.herbig-verlag.de

12. Auflage 2007

© 1999 F. A. Herbig Verlagsbuchhandlung GmbH, München
Alle Rechte vorbehalten
Satz: Walter Typografie & Grafik GmbH, Würzburg
Gesetzt aus: 11/13 Optima
Druck und Binden: GGP Media GmbH, Pößneck
Printed in Germany
ISBN 978-3-7766-2086-3

Inhalt

Vorwort: Plädoyer für eine sanfte Medizin 9

1 Testen Sie mal Ihre Prostata 15

Kontrollieren Sie sich selbst – immer wieder mal . 17

Bitte keine Angst vor der Diagnose 20

2 Anatomie und Funktion der Prostata 24

Androgene bewirken das Wachstum 25

Drüsenzellen, Bindegewebe, Muskelfasern 26

3 Das Prostatasekret 28

Der pH-Wert liefert diagnostische Hinweise 29

Der PSA-Wert kann auf einen Tumor hinweisen . . 30

4 Prostata und Hormone 33

Ein Enzym wandelt das Hormon Testosteron um . 34

Auf das hormonelle Gleichgewicht kommt es an . 35

5 Viele Operationen könnte man sich sparen . 37

Eine Operation ist keine Selbstverständlichkeit . . . 38

Die erheblichen Nebenwirkungen einer Operation 39

6 Die Krankheit ganzheitlich sehen 42

Krankheit beruht auf einer Störung des inneren
Gleichgewichts 43

Ganzheitliche Medizin fragt nach dem ganzen
Menschen   45

7   Kein Organ ist überflüssig   47

Der Arzt als Partner von mündigen Patienten   48

Die Operation ist eine Einbahnstraße ohne Umkehr   49

8   Prostataleiden – eine uralte Geschichte   53

Griechische Experimente an gefallenen Kriegern . .   55

Die meisten Patienten starben nach kurzer Zeit . .   58

Keine Narkose, damit Schmerzensschreie den Arzt
warnten   60

9   Es muß nicht gleich Krebs sein   64

Prostatahyperplasie: Eine gutartige Vergrößerung .   66

Prostatacarcinom: Ein maligner Tumor   73

Prostatitis: Eine entzündliche Erkrankung   75

Prostatopathie: Eine Funktionsstörung   77

10   Die Diagnose – rasch und zuverlässig   79

Nehmen Sie die Symptome ernst   80

Internationaler Prostata-Symptom-Score (I-PSS) . . .   82

Digital-rektale Untersuchung   84

Sonographie   87

Röntgen   89

Endoskopie/Cystoskopie   91

Biopsie 92

Uroflowmetrie 92

Labordiagnostik 94

Die Stadien des Prostatacarcinoms 97

11 Therapie der benignen Prostatahyperplasie . 100

Kein starres Schema für die Therapie 101

Konservative oder invasive Behandlung? 103

Phytotherapie als erstes Mittel der Wahl 104

Medikamente zur Verringerung der Kontraktion
und Vergrößerung 108

Instrumentelle alternative Methoden 116

Transurethrale Überwärmungsbehandlung –
die große Chance 118

Operation der benignen Prostatahyperplasie 127

Watchful Waiting: Unter Umständen kann man
auch abwarten 132

12 Therapie des Prostatacarcinoms 134

Je jünger, desto radikaler die Therapie 135

Die radikale Entfernung der Prostata 137

Die nervenschonende Entfernung der Prostata . . . 138

Die Strahlentherapie bei großem Tumor 139

Die Hormontherapie verzögert das Tumorwachstum 140

Die Hyperthermie schädigt das Carcinom 141

Die Behandlungsstrategie: Operieren oder abwarten? 143

Vernünftige Auswahl der Patienten 149

13 Die Therapie der Prostatitis 152

Antibiotika gegen die bakterienbedingte Entzündung 153

14 Die Therapie der Prostatopathie 155

Ein Hauptauslöser ist übermäßiger Streß 156

15 Prostataerkrankungen und Sexualität 158

Sexuelle Hemmungen – eine Frage der Mentalität 159

Hyperthermie läßt den Sex unbeeinflußt 160

16 Lebensweise und Vorbeugung 163

Vorbeugung ist mehr als medizinische Prävention . 164

Ernähren Sie sich prostatafreundlich 165

Trinken Sie reichlich – zum Beispiel Tee 170

Bleiben Sie in Bewegung 171

Die Prostata hat es gern warm 173

Die Prostata mag keinen übermäßigen Streß 175

Körper, Geist und Seele 180

Zusätzliche biologische Therapien 182

Begriffserklärungen 184

Literatur 191

Register 192

Vorwort
Plädoyer für eine sanfte Medizin

Wie gut ist eigentlich unsere Medizin? Angesichts der vielen inkurablen Fälle speziell bei den chronischen Krankheiten, angesichts auch der nur langsam aufweichenden Fronten gegenüber alternativen Therapien, auch wenn sie nachweislich Erfolg haben, stellt sich diese Frage immer wieder. Wir befinden uns ja in einer paradoxen Situation. Die Medizin macht immer mehr Fortschritte, die Spezialisierung nimmt laufend zu, und dennoch sind mehr Menschen krank als je zuvor. Und im fortgeschrittenen Alter ist nun mal die Widerstandskraft gegen Krankheiten nicht so groß.

Immer mehr Menschen sind krank

Aber eine ebenso gewichtige Rolle spielt auch die Tatsache, daß unsere Lebensumstände nicht gerade gesundheitsfördernd sind. Man denke nur an so ausschlaggebende Faktoren wie Streß, falsche Ernährung, Bewegungsmangel, soziale Belastungen oder auch Arzneimittelmißbrauch. Nicht unerwähnt bleiben darf in solchen Zusammenhängen die bei vielen Menschen nur gering ausgeprägte Selbstverantwortung: Von der Medizin wird alles erwartet – der Gedanke, selbst etwas dazu zu tun, wird weit weg geschoben. Man besinnt sich erst dann auf eine gesündere Lebensweise, wenn Verschleiß und Krankheit schon manifest sind. Ein Faktor für einen unbefriedigenden

9

Viele Medikamente haben schwere Nebenwirkungen

Gesundheitszustand ist ganz sicher aber auch die Tatsache gravierender Nebenwirkungen vieler medikamentöser Therapien. Man denke nur, um ein Beispiel anzuführen, an die Therapie mit Cortison. Sie kann im akuten Notfall unerläßlich sein, als längerfristige Therapie aber schwerwiegende Folgeerscheinungen wie etwa Knochenabbau haben. Eine eigene Form von iatrogenen (d. h. von der Medizin verursachten) Krankheiten hat uns in den jüngsten Jahren alle bestürzt: In Kliniken ist die Infektionsgefahr enorm gestiegen, und die Antibiotika, einst so etwas wie eine »Wunderwaffe«, versagen mehr und mehr ihren Dienst. Da rächt sich unter anderem auch die Tatsache, daß man Antibiotika jahrzehntelang schon bei jedem Bagatellfall verschrieben hat, selbst bei banalen Erkältungen, die man auch mit anderen Mitteln hätte kurieren können – eine Praxis übrigens, die auch heute noch gang und gäbe ist. Und tritt dann der Ernstfall ein, bei dem Antibiotika wirklich gebraucht würden, wirken sie nicht mehr.

Die technische Faszination der Chirurgie

Man muß überhaupt die nach wie vor herrschende Tendenz, Krankheiten möglichst radikal zu bekämpfen, immer mehr in Zweifel ziehen. Das gilt im besonderen für die Chirurgie. Die Chirurgie vermag ja in der Tat sehr viel und rettet millionenfach Leben. Aber gerade weil sie so viel vermag, hat sie eine Präferenz erlangt, durch die »menschliche Gesichtspunkte von technischer Faszination überstrahlt werden«. So hat es schon vor Jahren der Tübinger Professor Siegfried Weller auf einem Chirurgenkongreß formuliert. Überlegungen dieser Art haben ja auch schon Früchte getragen. Das beste Beispiel dafür ist die radikale Operation beim Mamma-Carcinom. Sie gehört heute zum alten Eisen, weil man nachweisen konnte, daß sanftere, schonendere Eingriffe mindestens zum gleichen Therapieerfolg führen.

Eine andere Operation, deren Notwendigkeit und Wirksamkeit in vielen Fällen verneint oder zumindest in Zweifel gezogen werden müßte, ist die sogenannte Totaloperation: die Entfernung der weiblichen Genitalorgane. Sie wird immer noch viel zu oft praktiziert, auch wenn der erwünschte Erfolg dann ausbleibt. Der Eingriff ist technisch einfach, aber die Beschwerden werden vielfach nicht beseitigt, sondern eher verstärkt. Die Dominanz der Chirurgie (der Heidelberger Professor Hans Schaefer hat einmal von der »Medizin der letzten Instanz« gesprochen), der radikalen Therapie also, ist nach wie vor in vielen Bereichen zu kritisieren.

»Medizin der letzten Instanz«

Gewiß kann – zum Beispiel – eine Mandeloperation angezeigt sein. Vielfach aber werden die Mandeln auch herausgenommen, obwohl keine direkte Notwendigkeit dafür bestünde und der Erkrankung auch anders beizukommen wäre. Hier scheint immer noch die Maxime zu herrschen: Was nicht mehr da ist, kann auch nicht mehr krank werden. Ähnliches gilt für den Blinddarm, genauer für die Entfernung von dessen Wurmfortsatz. Beide Organe scheint man gleichermaßen für überflüssig zu halten. Man läßt dabei nur außer acht, daß beide keineswegs überflüssig sind, nur weil der Mensch auch ohne sie leben kann. Beide haben bekanntlich wichtige Aufgaben im körpereigenen Immunsystem – mit ihrer Entfernung beeinträchtigt man es. Und noch ein Beispiel: Auch mit Galleoperationen verfährt man immer noch zu großzügig. Gewiß kann die Entfernung der Gallenblase notwendig sein. Ebenso gewiß ist aber auch, daß manche Operationen unterbleiben könn-

11

**Erfahrungsmedizin beweist
die Wirksamkeit
alternativer
Methoden**

ten, weil man die Probleme mit anderen Methoden lösen könnte.

Daß es diese anderen Methoden und Therapien gibt, daran dürfte eigentlich kein Zweifel mehr bestehen. Es war vor allem die Erfahrungsmedizin, die ihre Wirksamkeit schon längst und in ungezählten Fällen nachgewiesen hat. Sie ist das Verdienst zahlreicher Mediziner, die sich mit der Unzulänglichkeit oder auch Radikalität mancher konventionellen Therapien nicht abfinden wollten und die im Gegensatz dazu schon lange für eine »sanftere« Medizin plädierten.

Immer wieder werden solche Therapien auch als »alternativ« apostrophiert. Das ist an sich ein ganz neutrales Wort, bedeutet es doch nur »anders« oder »statt dessen«. Doch der Begriff hat bald auch einen negativen Beiklang bekommen, so wie für manche Mediziner – und sie sind nicht selten die tonangebenden – alternative Therapien immer noch suspekt sind. Die Skala der Beurteilung anderer als der konventionellen Therapien reicht von Mißtrauen und Unverständnis bis zur radikalen Ablehnung. Nicht selten wird durch diese Einstellung den Patienten adäquate oder gar optimale Hilfe nicht zuteil. Um so mehr Respekt muß man deshalb vor Medizinern haben, die dennoch bemüht sind, den Patienten das Schicksal radikaler Therapien so weit wie möglich zu ersparen, und andere Wege gehen, um ihrem Therapieauftrag erfolgreich gerecht zu werden – zum Wohl der Patienten.

Behandlung ohne »Verstümmelung«

Dr. Friedrich R. Douwes arbeitet seit gut einem Jahrzehnt nach einem Therapiekonzept bei Prostataerkrankungen, das den Vorstellungen von einer sanf-

12

teren Medizin entspricht. Prostataerkrankungen sind sozusagen das männliche Pendant zu den weiblichen Genitalerkrankungen. Und so wie für die oben erwähnte Totaloperation bei der Frau, für die radikale Entfernung der weiblichen Genitalorgane, gilt auch für die Prostataleiden: Es wird immer noch viel zu viel und viel zu früh operiert. Natürlich trifft auch hier zu, daß in gewissen Fällen eine Operation unumgänglich ist. Doch es ist ein Verdienst von Dr. Douwes, daß er durch seine Arbeit in seiner Klinik St. Georg in Bad Aibling und durch seine Studien nachgewiesen hat, daß in den allermeisten Fällen von Prostataproblemen nicht operiert werden muß. Für ihn ist die Chirurgie in der Tat »Medizin der letzten Instanz«.

In den meisten Fällen muß nicht operiert werden

Viele hundert Patienten hat er schon vor unnötigen radikalen Eingriffen bewahrt. Vor allem seine Methode der Hyperthermie, die sogar ambulant durchgeführt werden kann, hat sich als hervorragend geeignet erwiesen, um die Prostataprobleme erfolgreich zu therapieren, ohne daß die Betroffenen »verstümmelt« werden müssen. Nicht gleich zu operieren und nach einer guten Alternative suchen, so Dr. Douwes, das ist es, was ich unter sanfter Medizin verstehe. Und ich kann nur wünschen, daß viele Betroffene zu einem solchen Arzt finden.

Es ist deshalb sehr dankenswert, daß sich Dr. Douwes zu einer Veröffentlichung dieses Buches entschlossen hat. Denn ein gewichtiger Faktor, warum so viele Menschen krank sind, ist auch die Unwissenheit. Nicht nur der Arzt muß Ursachen, Entstehung und Folgen einer Krankheit kennen, auch der Patient sollte Bescheid darüber wissen, worum es geht. Das läßt ihn die Krankheit in ihren Anfängen nicht nur früher erkennen – gerade bei Prostataleiden spielt das eine

Die Mitwirkung des Patienten spielt eine gewichtige Rolle

primäre Rolle –, das verhilft ihm auch dazu, daß er aktiv bei der Therapie mitwirken kann. Und die aktive Mitwirkung des Patienten spielt in allen Phasen einer Therapie eine gewichtige Rolle. Nicht zuletzt stärkt sie das Vertrauen in die Kunst des Arztes – ein nicht zu unterschätzender Faktor. In diesem Sinn wünsche ich dem vorliegenden Buch allen Erfolg.

Dr. Manfred Köhnlechner

1 Testen Sie mal Ihre Prostata

Für viele Männer sind Probleme mit der Prostata ein Tabuthema, über das man nur äußerst ungern spricht. Sie nehmen die Symptome einer Erkrankung auf die leichte Schulter oder ignorieren sie sogar. Nicht wenige Männer sind überdies der fatalen Auffassung, daß zumindest leichtere Prostatabeschwerden nichts als eine Erscheinung des fortschreitenden Alters seien, und nehmen sie einfach hin. Dadurch aber geht wertvolle Zeit für eine frühe und damit unkomplizierte Behandlung verloren. So weit sollte man es erst gar nicht kommen lassen.

Die meisten Männer wissen es, aber die wenigsten wollen es glauben: In der zweiten Lebenshälfte müssen sie damit rechnen, daß ihnen die Prostata irgendwie zu schaffen macht. Das muß nicht immer gleich zu einem ganz schweren oder gar lebensbedrohenden Leiden führen. Aber allein schon die Störung im Alltag, die etwa eine pathologische Vergrößerung dieser Drüse hervorruft, sind unangenehm genug. Die Prostata, deutsch auch Vorsteherdrüse genannt, ist nun mal von einem gewissen Alter an ein Schwachpunkt der Männer. Und ab dem 50. Lebensjahr, so die Statistik, hat bereits jeder zweite Mann

Je älter, desto ungünstiger die Prognose

15

damit zu tun. Mit fortschreitenden Jahren wird dann die Prognose zunehmend ungünstiger.

Therapie: Je früher, desto besser

Prostatabeschwerden oder Prostataerkrankungen werden in ihren Anfängen von den Betroffenen gern auf die leichte Schulter genommen oder überhaupt ignoriert. Männer gehen mit ihrer Gesundheit, pauschal gesagt, ja überhaupt etwas »großzügiger«, besser gesagt leichtfertiger um als die gesundheitsbewußteren Frauen. Bei Prostatabeschwerden kommen aber noch zwei fatale Denkweisen hinzu. Zum einen finden sich nicht wenige Männer damit ab, weil sie der Meinung sind, das seien zwangsläufige »Alterserscheinungen«. Und solange nichts direkt weh tut, wird diese Einstellung nur äußerst ungern korrigiert. Daß dieses Verhalten das Fortschreiten der Beschwerden fördert, versteht sich von selbst. Denn auch für die Prostata gilt wie für alle Krankheiten: Je früher mit einer Therapie begonnen wird, desto besser. Vorsorge ist auch hier besser als Therapie.

Viele Männer verdrängen ihr Problem

Zum anderen sind Probleme mit der Prostata weitgehend ein Tabuthema. Über Rheuma oder Gicht, über Herz- oder Magenstörungen reden Männer ohne Scheu und Hemmungen. Aber beim Thema Prostata geben sich viele Männer ganz verschämt. Das Thema wird sogar als »unappetitlich« angesehen. Und darüber schweigt man lieber. Das führt dazu, daß man das Problem erst recht verdrängt, solange es geht. Selbst vor dem Arzt zögern nicht wenige Männer und geraten in Verlegenheit – auch solange es geht. Es liegt auf der Hand, daß eine solche Fehleinstellung viel zu oft einer frühzeitigen Behandlung im Wege steht.

Davor möchte Sie die Lektüre dieses Buches – unter anderem – bewahren.

Kontrollieren Sie sich selbst – immer wieder mal

Deshalb steht zu Beginn ein kleiner Test. Sie können damit prüfen, wie gut oder wie weniger gut es um Ihre Prostata steht. Der Test orientiert sich an den Symptomen, die am Anfang einer Prostataerkrankung stehen. Sie brauchen nur ein paar Minuten Zeit, um eine Antwort zu finden – eine Antwort, die Sie veranlassen soll, etwaige Probleme, die Sie vielleicht bisher verdrängt haben, ernst zu nehmen und dann das einzig Richtige zu tun: Sich einem Arzt anzuvertrauen, gleich oder bald, je nachdem. Und sollten Sie zu den Glücklichen zählen, die keine Probleme haben, so mag der kleine Test eine Anregung für Sie sein, auch künftig diese Art Bilanz zu ziehen, um zu prüfen, ob Ihr Gesundheitszustand der gleiche ist, oder ob er sich verändert hat.

Ein paar Minuten genügen – und Sie wissen Bescheid

Die Beantwortung ist einfach. Hinter jeder Frage steht eine Punktzahl. Punkte bekommen Sie nur, wenn Sie mit »Ja« antworten müssen. Addieren Sie diese Punkte am Ende und lesen Sie die dazugehörige Antwort. Selbstverständlich bedeutet dieser Test keinerlei diagnostische Aussage. Es soll Sie nur anregen, ein etwaiges Problem wahrzunehmen.

Punkte

1. Folgende Verhaltensweisen können eine Prostataerkrankung fördern:
   Stuhlgang weniger als vier- bis fünfmal wöchentlich –

17

Überwiegend sitzende Lebensweise –
Regelmäßig stark gewürzte Kost –
Große Vorliebe für hochprozentige Alko-
holika –
Häufige Unterdrückung des Entleerungs-
reizes aus irgendwelchen Gründen.
Treffen zwei oder mehr dieser Angaben
auf Sie zu?   3

2. Sind Sie über 40 Jahre alt und gehen Sie
   seltener als alle ein bis allenfalls zwei Jahre
   zur Vorsorgeuntersuchung?   5

3. Normal ist ein täglicher Harndrang von
   vier- bis sechsmal, an Tagen von großer
   Flüssigkeitsaufnahme entsprechend mehr
   (zum Beispiel bei und nach einem »Bier-
   abend«). Haben Sie häufiger Harndrang
   und wird dabei nur eine geringe Menge
   Harn abgegeben?   8

4. Ist Ihr Harnstrahl auffallend dünn und
   schwach?   6

5. Müssen Sie jede Nacht einmal zur Toilette,
   auch wenn Sie abends nur wenig getrunken haben?   6

6. Müssen Sie nachts wegen Harndrangs
   mehr als einmal aufstehen?   10

7. Fließen bei Ihnen öfter kleine Harnmengen
   ohne die direkte Notwendigkeit des Harn-
   lassens ab?   15

8. Verspüren Sie einen gewissen (auch leichten) Schmerz beim Wasserlassen (»Brennen«)?   10

9. Beobachten Sie an sich folgende Symptome: Leichte Schmerzen in der Dammgegend, im Unterleib, im Kreuz, Ziehen in der Leiste bis in die Hoden, wozu sich auch Abgeschlagenheit gesellen kann?   12

Testauswertung:

Bis 8 Punkte

Sie scheinen tatsächlich zu den Glücklichen zu gehören, deren Prostata bis heute gesund ist. Aber denken Sie daran: Die chronischen Prostataleiden entwickeln sich, wie alle chronischen Krankheiten, langsam über viele Jahre hinweg. Wiederholen Sie deshalb diesen Test im Abstand von sechs bis zwölf Monaten. Besonders aufmerksam sollten Sie auch jene Teile des Buches studieren und beherzigen, in denen Sie erfahren, was Sie alles im Sinne der Vorbeugung tun können.

9 bis 14 Punkte

Leichte Anfangsbeschwerden scheinen bei Ihnen schon aufzutreten. Sie werden, wie oben geschildert, gern unbeachtet gelassen. Machen Sie diesen Fehler nicht, sondern sprechen Sie mal mit Ihrem Arzt darüber. Auch jetzt schon gilt: Je eher, desto besser. Eine Therapie stellt keinerlei Probleme dar.

Mehr als 14 Punkte

Es wird Zeit, einen Arzt aufzusuchen! Man kann zwar mit einer gewissen Wahrscheinlichkeit davon ausgehen, daß noch keine ganz schwere Störung vorliegt. Aber eine »Bagatelle« sind Ihre Symptome nicht mehr.

Und Sie müssen damit rechnen: Wenn Sie sich nicht bald behandeln lassen, werden Ihre Probleme noch viel größer. Die Lektüre diese Buches wird Ihnen zeigen, daß Prostatabeschwerden und Prostataerkrankungen heute sehr zuverlässig behoben werden können und daß in den allermeisten Fällen ein operativer Eingriff, den die meisten Männer verständlicherweise fürchten, gar nicht nötig ist.

Bitte keine Angst vor der Diagnose

Die Anfangs-
symptome aller
Prostataleiden
sind die gleichen

Dieser Test sagt natürlich auch nichts darüber aus, welche Erkrankung sich entwickeln kann: Eine Prostatahypertrophie (gutartige Vergrößerung), eine Prostatitis (Entzündung) oder ein Prostatacarcinom (Krebs). Die Anfangssymptome sind ja im Grunde bei allen die gleichen. Die gutartige Vergrößerung ist die häufigste Erkrankung des älteren Mannes. Ihre chirurgische Behandlung ist die am häufigsten durchgeführte Operation. Die Entzündung der Prostata ist hingegen eine Erkrankung bei jüngeren Männern und tritt vorwiegend zwischen dem 15. und 45. Lebensjahr auf. Das Prostatacarcinom als ernste und lebensbedrohende Erkrankung manifestiert sich vor allem vom 50. Lebensjahr an und ist mittlerweile im hohen Alter die am häufigsten vorkommende bösartige Erkrankung des Mannes geworden: Von 1975 bis 1995 hat sich die Zahl der Fälle um 50 Prozent vermehrt.

Viele Männer haben eine falsche Vorstellung von Prostataleiden

Die Medizin hat in den letzten Jahren bemerkenswerte Fortschritte bei der Diagnostik und Therapie der

20

Prostataleiden gemacht. Es gibt aber immer noch viel zu viele Männer, die eine geringe Ahnung oder die falsche Vorstellung von diesen Krankheiten haben und die deshalb erst recht nicht wissen, was sie tun können, um sie zu vermeiden. Und sie wissen deshalb auch nicht, welche verschiedenen Behandlungsmöglichkeiten es gibt oder daß es überhaupt alternative Therapien gibt, vor allem zur gängigen und zum Teil sehr aggressiven chirurgischen Behandlung.

Der Begriff »alternativ« bedarf einer kurzen erläuternden Bemerkung. Durch seine vielfache Verwendung auch für dubiose Therapien ist er nämlich teilweise in Mißkredit geraten. An sich bedeutet der Begriff »anders«, »andere Möglichkeit« und enthält eigentlich keine Wertung. Es sei hervorgehoben: Wenn in diesem Buch von »alternativ« die Rede ist, sind nur – »andere« – Methoden und Therapien gemeint, die den strengen wissenschaftlichen Kriterien genauso standhalten wie die konventionellen.

Verstehen Sie »alternativ« nicht falsch

Nach der Diagnose: Klaren Kopf bewahren

Gerade aus dieser Unkenntnis heraus kommt es sehr häufig nach der Diagnoseerstellung zu Ängsten, zu Unsicherheit und Verwirrung. Und von diesen Gefühlen sind verständlicherweise auch die Angehörigen betroffen. Die Ärzte versuchen zwar, dem Patienten die Situation zu erklären und ihn emotional zu beruhigen. Aber häufig ist das ein vergebliches Bemühen. Denn viele Patienten sind vor allem durch die Diagnose Krebs so geschockt, daß sie in einen regelrechten Streß geraten. Er macht es ihnen unmöglich, die Ausführungen des Arztes voll zu erfassen, einen klaren Kopf zu bewahren, klare Fragen zu stellen. Und in dieser beinahe panikartiken Situation ver-

Auf die Diagnose folgt der Streß

21

säumen sie es auch, eventuell noch mit einem weiteren Arzt zu sprechen, was durchaus seinen Sinn haben kann. Zeit bliebe ja im allgemeinen noch genug, um alle Möglichkeiten abzuwägen und sich dann für den Weg zu entscheiden, der den größtmöglichen Erfolg bei größtmöglicher Lebensqualität verspräche.

Auch die Angehörigen helfen bei der Entscheidung

Aber es gibt keinen Zweifel, daß das eine schwierige Entscheidung ist. Und zwar nicht nur für den Betroffenen selbst, sondern auch für seine nächsten Angehörigen. Auch die Familie leistet ja zumeist wichtige Entscheidungshilfen. So will dieses Buch nicht nur dem Patienten helfen, etwas mehr von seiner Krankheit und den Therapien zu verstehen, um damit seine Entscheidungsfähigkeit zu erweitern, sondern auch den Angehörigen, wenn sie gemeinsam versuchen, einen optimalen Weg zu finden. Das Buch enthält deshalb reichlich Information über die Methoden der Früherkennung, über Labortests, über Behandlungsmöglichkeiten und ihre Nebenwirkungen sowie über ihre Vor- und Nachteile.

Das schwierige Abwägen der Vor- und Nachteile in der Entscheidungsphase

Gerade das Abwägen der Vor- und Nachteile kennzeichnet die Entscheidungsphase. Es führt nicht selten zur kompletten Verwirrung, besonders dann, wenn die gesamte Problematik der Krankheit und deren Therapie nur in der Arztpraxis erläutert und diskutiert werden. Soviel Zeit und soviel Einfühlungsvermögen hat oft der beste Arzt nicht, um alle Skrupel zu überwinden und alle bangen Fragen restlos aufzuklären. Im Grunde ist es ja so, daß die Mehrzahl der Patienten weitgehend überfordert ist, sich für die individuell beste Therapie zu entscheiden.

Alle Fragen sollten restlos geklärt sein

22

Wohl dem Patienten, der in dieser schwierigen Phase schon über ein gutes Vorwissen verfügt. Dieses hilfreiche Wissen will dieses Buch vermitteln. Es soll Patienten und Angehörigen helfen, die – nicht selten eher knappen – ärztlichen Informationen zu ergänzen und plausibel zu machen. Der Patient kann so wesentlich leichter über Vor- und Nachteile der vorgeschlagenen Therapie nachdenken. Und er lernt eventuell auch Therapien kennen, die sein Arzt nicht erwähnt hat, die sein Arzt vielleicht gar nicht näher kennt und deshalb ablehnt. Und wenn die in diesem Buch enthaltenen Informationen mit denen des behandelnden Arztes kombiniert werden, vereinfacht das nicht nur die Entscheidungsfindung des Patienten, sondern es kann dies auch für den Arzt nützlich sein. Denn wenn der Patient und die Angehörigen wissen und verstehen, was geschehen wird, schafft das auch eine bessere Vertrauensbasis zu dem Arzt und damit eine der Voraussetzungen für ein optimales Therapieergebnis.

Nachdenken über die vorgeschlagene Therapie

23

2 Anatomie und Funktion der Prostata

Die Prostata ist eine Drüse, die ihren Sitz direkt unterhalb der Blase hat, wo sie auf einigen Zentimetern Länge die Harnröhre fest umschließt. In gesundem Zustand hat sie ungefähr die Größe einer Kastanie und wiegt circa 30 Gramm. Im fortgeschrittenen Alter kann sie dann zu wuchern beginnen und ein Mehrfaches von ihrer ursprünglichen Größe annehmen. Das führt zu verschiedenen Beschwerden, vor allem beim Wasserlassen. Das ist ab 50 bei jedem zweiten Mann der Fall. Außerdem kann sich im wuchernden Gewebe Krebs bilden.

Die Prostata – eine sekundäre Geschlechtsdrüse

Die Prostata zählt zu den männlichen Geschlechtsorganen. Ihren auch allen Laien vertrauten medizinischen Namen hat sie aus dem Griechischen, wo »prostates« soviel wie »der Vorsteher« bedeutet – daher auch die deutsche Bezeichnung »Vorsteherdrüse«. Genauer gesagt ist sie eine sekundäre Geschlechtsdrüse (Drüsen sind Organe beziehungsweise Gruppen spezieller Zellen, die Sekrete von bestimmten Wirkstoffen bilden und absondern), während Hoden und Penis die primären Geschlechtsorgane sind. Ihre Aufgabe ist es, die Samenflüssigkeit zu bilden, die dann mit dem in den Hoden produzierten Samen für die Ejakulation gemischt wird.

Androgene bewirken das Wachstum

Bei der Geburt hat die Prostata etwa die Größe einer Erbse und wiegt nur wenige Gramm. Sie bleibt auch klein bis zum Beginn der Pubertät. Dann fängt sie unter dem Einfluß der männlichen Geschlechtshormone, der Androgene, zu wachsen an. Diese Androgene bewirken zugleich die Entwicklung der anderen männlichen Geschlechtsmerkmale; zu nennen ist der Stimmbruch, der zu der typischen tieferen männlichen Stimme führt, und der Bartwuchs.

Mit dem zwanzigsten Lebensjahr ist das Wachstum der Prostata dann abgeschlossen. Die Vorsteherdrüse wiegt jetzt circa 30 Gramm und hat die Größe einer Walnuß oder Eßkastanie. Auch ihre Form hat in etwa Ähnlichkeit mit einer Kastanie. Normalerweise hat die Prostata die Konsistenz eines gespannten Daumenballens oder der Nasenspitze. Ihre Funktion ist abhängig von dem männlichen Geschlechtshormon Testosteron.

Die gesunde Prostata: kastaniengroß

Lokalisiert ist die Prostata am Harnblasengrund direkt unter der Blase und direkt vor dem Mastdarm, also dem letzten Teil des Darmtrakts vor dem Ausgang. Diese Lage ermöglicht es, daß man die Drüse rektal, das heißt durch den Mastdarm (Rektum), unschwer ertasten kann. Diese digitale Untersuchungsmethode gibt dem Arzt erste wichtige Informationen über Größe und Konsistenz der Drüse und damit über eine etwaige pathologische Veränderung. Mitten durch die Prostata führt die Harnröhre; die Röhre wird auf ihren

Veränderungen lassen sich ertasten

25

ersten drei bis vier Zentimetern von der Drüse fest
umschlossen.

Drüsenzellen, Bindegewebe, Muskelfasern

Die Prostata besteht aus den eigentlichen Drüsenzellen, aus elastischem Bindegewebe und glatten Muskelfasern, wozu noch Blut- und Lymphgefäße sowie
Nervenfasern kommen. Die Hauptmasse des Drüsen-
gewebes stellt die Prostata im eigentlichen Sinn dar.
Es umschließt im harnröhrennahen Teil eine schmale-
re innere Schicht aus anderen Drüsen, die der Harnröhre (Urethra) direkt anliegen. In die Prostata strahlen
zudem glatte Muskelfaserbündel der Harnröhre und
ein Mantel von quergestreiften Muskelfasern, die vom
äußeren Schließmuskel der Harnröhre stammen.

*Glatte und quer-
gestreifte Muskeln*

Das Prostatagewebe wird nach außen gedrängt

Bei der gutartigen Prostatavergrößerung (medizinisch:
Benigne Prostatahyperplasie) wachsen lediglich diese
periurethralen (um die Harnröhre liegenden) Drüsen.
Sie verdrängen dann das eigentliche Prostatagewebe
nach peripher, also nach außen. Das Gewebe gerät
dadurch teilweise unter Druck und zeigt dabei erhebliche Wachstumsstörungen (Atrophie) sowie Auflö-
sungstendenzen. Es bildet die sogenannte Prostatakapsel. Bei der Prostataausschälung (Enukleation)
oder der transurethralen Prostataresektion (abgekürzt:
TUR-P) im Falle einer benignen Prostatahyperplasie
werden lediglich die wuchernden Periurethraldrüsen
entfernt. Die Prostatakapsel, das eigentliche Prostatagewebe, bleibt als sogenannte chirurgische Prostatakapsel zurück. Dies erklärt, weshalb ein dergestalt

26

operierter Patient dennoch später ein Prostatacarcinom bekommen kann.

Man kann die Prostata auch in drei Zonen einteilen: in die zentrale, die periphere (äußere) und die Durchgangszone. Im allgemeinen wird aber nicht so unterschieden, sondern man spricht einfach von der Prostata. Ihre sackähnlichen Drüsen (es sind etwa 40) sind umgeben von Muskeln und elastischem Gewebe und alles wird von einer Kapsel zusammengehalten.

Circa 40 sackähnliche Drüsen

Warum die Prostata in einem späteren Lebensalter noch einmal »wächst«, das heißt sich pathologisch vergrößert, darüber lesen Sie Ausführliches in dem Kapitel »Es muß nicht gleich Krebs sein«.

27

3 Das Prostatasekret

Hauptaufgabe der Prostata ist es, ein eiweißreiches, dünnflüssiges Sekret zu produzieren. Dieses Prostatasekret, auch Samenflüssigkeit genannt, vermischt sich mit dem Samen und wird bei der Ejakulation ausgeschieden; sein Anteil am Ejakulat kann bis zu 33 Prozent betragen. Die Produktion von Sekret findet unabhängig von sexuellen Aktivitäten statt. Was nicht für die Ejakulation gebraucht wird, wird mit dem Urin ausgeschieden. Aus seiner biochemischen Analyse lassen sich verschiedene diagnostische Schlüsse ziehen.

Das Prostatasekret vermischt sich mit dem Samen

Die Prostata produziert täglich 1–2 Milliliter Sekret. Wie schon erwähnt, vermischt sich diese Flüssigkeit mit dem Samen und wird dann während der Ejakulation ausgeschieden. Findet keine Ejakulation statt, wird das Sekret mit dem Urin abgegeben. Im Ejakulat beträgt der Anteil des Prostatasekrets 13–33 Prozent. Das Sekret, auch Samenflüssigkeit genannt, ist dünnflüssig, trübe, reich an Eiweißen und enthält auch ein Enzym, das »saure Phosphatase« genannt wird. Dieses Enzym, dessen Konzentration im Sekret wie auch im Prostatagewebe androgenabhängig ist, ist im Falle eines Prostatacarcinoms oder einer Prostatitis reduziert, was ebenfalls einen diagnostischen Hinweis gibt.

Der pH-Wert liefert diagnostische Hinweise

Einen anderen diagnostischen Anhalt liefert der pH-Wert des Sekrets. Das Sekret hat einen leicht sauren pH-Wert von 6,3–6,5. Der pH-Wert – also der Säure- beziehungsweise Alkaligehalt einer Lösung ganz allgemein in der Biochemie – kann zwischen 0 und 14 liegen. Die normalen Werte von Körperflüssigkeiten liegen um die sieben, lediglich die Werte von Magensaft (1,77), Speichel (6,9), Harn (4,8–7,9) und eben die von Prostatasekret liegen deutlich höher oder deutlich darunter, enthalten also einen höheren Säure- oder Alkalianteil. Der pH-Wert des Prostatasekrets ist für die Diagnose deshalb von Bedeutung, weil er sich im Falle einer Prostatitis ändern kann.

Der pH-Wert ändert sich bei Prostatitis

Das Organ mit dem höchsten Zinkgehalt

Des weiteren gibt es den sogenannten »antibakteriellen Prostatafaktor«. Die Prostata ist das Organ mit dem höchsten Zinkgehalt. Auch er ist abhängig von den männlichen Hormonen und ist für die Funktionsfähigkeit der Zellen in der Prostata von Bedeutung. Beim antibakteriellen Prostatafaktor handelt es sich um ein Zinksalz, dem möglicherweise eine krankheitsspezifische Bedeutung bei der Entstehung einer Prostatitis zukommt. Jedenfalls ist der Zinkspiegel im Prostatasekret bei Patienten mit Prostatitis signifikant niedriger als bei gesunden Kontrollpersonen. Auch konnte nachgewiesen werden, daß Patienten mit gutartiger

Hinweise durch einen zu niedrigen Zinkspiegel

29

Prostatavergrößerung einen niedrigeren Zinkspiegel in der Prostata aufweisen.

Bedeutung der Zitratkonzentration ist noch unklar

Ebenfalls charakteristisch ist eine hohe Zitratkonzentration in der Prostata und im Ejakulat. Zitrate sind Salze der Zitronensäure, die eine bedeutende Rolle im Stoffwechsel spielen. Der Ort, an dem dieses Zitrat gebildet wird, liegt in der Prostata und ist ebenfalls vom Spiegel der männlichen Hormone abhängig, »androgenabhängig«, wie man sagt. Seine biologische Bedeutung ist noch weitgehend unklar. Es kann sein, daß das Zitrat das Ausfällen (Präzipitation) von Calciumsalzen verhindert. Eventuell liegt auch ein aktivierender Effekt zur Bildung der so wichtigen sauren Phosphatase vor. Bei einem Prostatacarcinom und bei einer Prostatitis ist diese Aktivität im Gewebe und im Prostatasekret reduziert. Zudem könnte das Zitrat durch seine Pufferkapazität für die Aufrechterhaltung eines optimalen Milieus für die Spermatozoen, also den Samen (Spermien), verantwortlich sein. Unter Pufferung versteht man den Regulationsmechanismus, der verhindert, daß sich der pH-Wert ungünstig verändert. Bei Prostatitis findet sich eine deutliche Zitratverminderung.

Bei einer benignen Prostatahyperplasie (BPH), wie die Prostatahypertrophie auch genannt wird, oder bei einer Prostatitis ist auch der Lipidgehalt erhöht. Bei Lipiden handelt es sich um unterschiedliche Arten von Fetten.

Der PSA-Wert kann auf einen Tumor hinweisen

Für die Prostata-Diagnostik von Bedeutung ist schließlich der sogenannte PSA-Test. PSA ist die Abkürzung für »Prostataspezifisches Antigen«. Unter Antigen versteht man eine Substanz, die Immunreaktionen auslösen und eine spezifische Immunantwort hervorrufen kann. Das Antigen PSA ist ein Protein, genauer gesagt ein Glykoprotein, das heißt ein zuckerhaltiges Eiweißmolekül, das in den Prostatadrüsenzellen gebildet wird und das als spezifischer Tumormarker (Tumor-Erkennungszeichen) gilt. Ein erhöhter Spiegel dieses Glykoproteins im Blut kann Prostatakrebs anzeigen. Im Falle eines Carcinoms kann der PSA-Wert um bis zu 700 Prozent höher liegen. Da der Test sehr sensitiv ist, ist es möglich, hiermit schon auf die Spur eines Prostatakrebses zu kommen, wenn er noch nicht tastbar ist. Das PSA kann aber auch von normalen, nicht mit Krebs befallenen Zellen gebildet werden. So können dann erhöhte Werte auch bei einer Prostatavergrößerung und bei Prostatitis vorliegen.

Frühdiagnose durch erhöhten PSA-Wert

Der PSA-Test für alle wäre sehr teuer

In den USA vor allem wurde deshalb diskutiert, ob sich nicht alle Männer von einem bestimmten Alter an einem PSA-Test unterziehen sollten. Man hat dann vornehmlich aus Kostengründen darauf verzichtet. Denn im Sinne der Vorbeugung wäre es mit einem einmaligen Test nicht genug. Die Messungen müßten vielmehr über einen längeren Zeitraum wiederholt werden, um anhand eines Anstiegs des Wertes auf eine Prostataerkrankung zu schließen. Auch bei uns finden Ärzte den Test aus Kostengründen nicht für praktikabel und meinen, daß er keinen Einfluß auf die Überlebenszeit bei Prostatacarcinom hat. Zunehmend mehr Ärzte plädieren jedoch dafür, die Bestimmung dieses Wertes in die jährliche Prostatauntersu-

PSA-Test schon in der Vorsorge?

chung mit einzubeziehen. Ganz sicher aber hat der Test seinen Wert, wenn bereits ein Verdacht auf einen Prostatakrebs festgestellt wurde.

PSA-Test:
Entscheidung von
Fall zu Fall

Die Diskussion, ob man die Bestimmung des PSA-Wertes in die allgemeine Vorsorgeuntersuchung mit einbeziehen soll, ist also noch längst nicht abgeschlossen. Es bleibt dem Arzt im Einzelfall überlassen, welche Bedeutung er ihm für die Diagnose beimessen will.

4 Prostata und Hormone

Männliche Geschlechtshormone, die sogenannten Androgene, regulieren Wachstum und Funktion der Prostata. Das wichtigste unter ihnen ist das Testosteron, das fast ausschließlich in den Hoden produziert wird. Aber auch weibliche Geschlechtshormone, Östrogene, sind in geringen Anteilen im Körper des Mannes vorhanden. Sie nehmen Einfluß auf die Prostata. Entscheidend ist das hormonelle Gleichgewicht. Eine Verschiebung im Androgen-Östrogen-Verhältnis gilt als eine der Ursachen für ein entartetes Prostatawachstum.

Wie schon betont, spielen Hormone für die Prostata eine entscheidende Rolle: Die Androgene, also die männlichen Geschlechtshormone, sind verantwortlich für Anlage, Wachstum und Funktion der Vorsteherdrüse. Ein extremes Beispiel macht das deutlich: Nach einer Kastration bildet sich die Prostata zurück und stellt ihre Funktion ein. Das Gleiche gilt auch für eine Hypophysektomie. Darunter versteht man die »Ausschaltung« der Hirnanhangdrüse (Hypophyse) durch Entfernung oder Zerstörung dieses Organs. Die Hypophyse hat ihren Sitz im Gehirn und reguliert den gesamten Hormonhaushalt des Körpers. Eine

Nach einer Kastration bildet sich die Prostata zurück

33

Hypophysektomie ist angezeigt bei Hypophysen-
tumoren.

Ein Enzym wandelt das Hormon Testosteron um

*5-alpha-Reduk-
tase ist für die
Prostata
unerläßlich*

Eine besondere Rolle kommt dem männlichen
Geschlechtshormon Testosteron zu. Es wird in der
Prostata zunächst in eine aktive Form namens Dihydrotestosteron (DHT) umgebaut, weil es nur in dieser Form
in den Prostatazellen wirksam werden kann. Für diese
Umwandlung ist ein Enzym namens 5-alpha-Reduk-
tase zuständig. Welche Bedeutung diesem Enzym
zukommt, hat man bei Untersuchungen von jungen
Männern während und nach der Pubertät ermittelt:
Bei Männern mit einem genetisch bedingten Defizit an
5-alpha-Reduktase ist die Prostata trotz einer normalen
Testosteronproduktion und unauffälligen äußeren Ge-
nitalien unterentwickelt oder fehlt vollständig.

Dieses Umwandlungs- oder Aktivierungsenzym kann
aber auch gelegentlich des Guten zuviel tun, indem
es die Wachstumsvorgänge in der Prostata übermäßig
ankurbelt. Dann stimuliert es – ebenfalls verstärkt –
durch die vermehrte Bildung von DHT das Wachstum
von Prostatagewebe und damit die Zellhyperplasie.
Untersuchungen bestätigen: Die Konzentration von
DHT ist im Gewebe der vergrößerten Prostata, also
bei der Prostatahyperplasie, höher als im normalen
Prostatagewebe. Schließlich aber fand man eine
Substanz, deren Name schon sagt, was sie vermag:
5-alpha-Reduktasehemmer. Sie kann das Enzym in
seiner Aktivität hemmen. Damit läßt sich eine benigne Prostatahyperplasie therapeutisch angehen.

Auf das hormonelle Gleichgewicht kommt es an

Auch weibliche Geschlechtshormone – Östrogene – wirken direkt und indirekt auf die Prostata ein. Denn auch im Körper des Mannes befindet sich ein gewisser Anteil an weiblichen Hormonen; sie werden beim Mann in geringen Mengen in der Nebennierenrinde und in den Hoden gebildet. Die direkte Einwirkung der Östrogene auf die Prostata ist bis heute allerdings noch weitgehend unklar. Jedenfalls treten unter ihrem Einfluß eine Abnahme der Prostatasekretion, eine Fibrose und Metaplasien des Prostatagewebes auf. Fibrose bedeutet eine pathologische Vermehrung des Bindegewebes. Unter Metaplasien versteht man Gewebeveränderungen, die auf Grund einer Umwandlung von einem Zelltyp in einen anderen entstehen. Sie können unter Umständen präcancerös, das heißt, die Vorstufe einer Krebsentwicklung sein.

Übermäßige Ankurbelung des Prostatawachstums

Östrogene hemmen die Bildung von Androgenen

Die indirekte Einwirkung von Östrogenen besteht darin, daß die in der Hypophyse gebildeten Hormone, die zur Steuerung der Hodenfunktion dienen, gehemmt werden. Als Folge wird auch die Produktion von männlichen Hormonen gehemmt. Dadurch kommt es zu einer teilweisen Rückbildung des Organs und zu einer Verminderung der Hormon- und Flüssigkeitsbildung.

Die Beispiele machen deutlich, wie abhängig die Prostata, ihr Befinden und ihr Zustand, von der hormonellen Regulation ist. Und sie zeigen gleichzeitig, welche gravierende Bedeutung das hormonelle

Die Abhängigkeit von der hormonellen Regulation

35

Gleichgewicht hat. Eine Verschiebung dieses Gleichgewichts, anders gesagt, eine Verschiebung im Androgen-Östrogen-Verhältnis, könnte eine Ursache für ein
entartetes Wachstum sein und sowohl eine Rolle bei
der Prostatavergrößerung wie auch bei der Krebs-
entartung spielen.

5 Viele Operationen könnte man sich sparen

Die Chirurgie ist ein großartiger Zweig der Medizin und es gibt Fälle, in denen nur noch sie zu helfen vermag. Aber chirurgische Maßnahmen sollten immer nur die »letzte Instanz«, die letzte aller Möglichkeiten sein, wenn andere Therapien tatsächlich nicht oder nicht mehr zu helfen vermögen. Leider gilt indessen in der Praxis der Prostatabehandlungen die Operation immer noch als der »Golden Standard«. Anders gesagt: Man entscheidet sich viel zu oft lieber gleich für den chirurgischen Eingriff. Umdenken ist angezeigt.

Die Chirurgie ist in der Tat ein großartiger Zweig. Die Operationstechniken wurden in einer Weise perfektioniert, daß man nur mit hohem Respekt von ihnen sprechen kann. So weit, so gut. Andererseits birgt dieser Respekt und bergen die Möglichkeiten, die die Chirurgie eröffnet, auch eine Gefahr in sich. Nämlich die, daß man nur zu gern von ihnen Gebrauch macht. Es gibt ja ungezählte Krankheiten, bei denen chirurgische Maßnahmen möglich sind, bei denen sie als die beste Lösung eines Problems erscheinen und bei denen sie sich als »ultima ratio«, als der Weisheit letzter Schluß, geradezu anbieten.

Respekt vor den chirurgischen Möglichkeiten, aber …

37

»Was nicht mehr da ist, kann nicht mehr schaden«
Chirurgie als »ultima ratio«, dafür müssen wir alle, Ärzte wie Patienten, dankbar sein. So manches Leben wäre anders gar nicht zu retten, so manches Leid unerträglich. Die therapeutischen Möglichkeiten, mit denen die Chirurgie sich präsentiert, haben aber dazu geführt, daß sie häufig zu früh und ohne strenge »ultima-ratio«-Indikation angewendet werden.
Man entscheidet sich oft lieber gleich für den chirurgischen Eingriff, man operiert lieber gleich. Und ein bißchen geschieht das alles unter dem Motto: Was nicht mehr da ist, kann auch nicht mehr schaden, kann auch keine Beschwerden mehr bereiten. Berühmte Beispiele (man sollte besser sagen: berüchtigte) sind die Entfernung der Mandeln, des Blinddarm-Wurmfortsatzes, der Gebärmutter und – nicht zuletzt – der Prostata.

Eine Operation ist keine Selbstverständlichkeit

Es wird noch immer zuviel operiert

70 Prozent aller Uterusexstirpationen in Deutschland sind unnötig. Auch Prostataoperationen werden zu häufig durchgeführt. Es gibt natürlich Fälle, bei denen eine Operation an der Prostata unumgänglich ist. (Darüber lesen Sie mehr in den Kapiteln, die sich mit der Therapie der einzelnen Prostataerkrankungen befassen.) Nach sorgfältiger Abwägung aller Risiken, des Schweregrads der Erkrankung und vor allem, wenn die nicht-operativen Therapien versagen oder nicht den gewünschten Erfolg bringen, wird jeder verantwortungsbewußte Arzt die »ultima ratio« der Operation befürworten. Aber man darf heute erhebliche

Zweifel haben, ob vielleicht nur in solchen Fällen eine Operation ins Auge gefaßt wird. Man muß es sogar noch deutlicher sagen: Es ist eindeutig so, das in Deutschland zuviel operiert wird. Namhafte Insider, die dieser Situation zurecht kritisch gegenüberstehen, sind sogar der Auffassung, daß bis zu 70 Prozent aller Prostataoperationen überflüssig seien. Und in der Fachliteratur wie in der Aufklärungsliteratur wird die Operation immer noch als viel zu selbstverständlich dargestellt: Was der Chirurg »bereinigt«, macht keine Probleme mehr.

Erhebliche Zweifel sind angebracht

Die erheblichen Nebenwirkungen einer Operation

Die zahlenmäßig häufigste Operation ist die chirurgische Behandlung der Prostatavergrößerung. Bis vor kurzem galt sie geradezu als der »Golden Standard«, als die Methode der Wahl zur Beseitigung der quälenden Symptome. Dieses Image als »Golden Standard« für alle Patienten (nicht nur für Patienten mit Komplikationen) wurde allerdings durch kürzlich durchgeführte kritische Bewertungen relativiert. Denn der operative Eingriff – die transurethrale Resektion der Prostata, abgekürzt TUR-P genannt – muß schon allein deshalb genauestens überlegt werden, weil die operationsbedingten Nebenwirkungen erheblich sind.

Außer erheblichen Blutverlusten, die bei 6,9–13,6 Prozent der Patienten Bluttransfusionen erforderlich machen, kann es auch zu operationsbedingten Todesfällen kommen. Bei 5–9 Prozent tritt auch nach dem Eingriff wieder eine Erschwernis des Wasserlassens ein, so daß eine erneute Operation erforderlich

Eine erneute Operation kann erforderlich sein

39

wird. Mindestens ebenso schwer fällt ins Gewicht, daß bei circa 70 Prozent der Operierten eine retrograde (rückläufige) Ejakulation auftritt, und daß 15–30 Prozent der Patienten danach an einer erektilen Dysfunktion, sprich Impotenz, leiden.

So einfach, wie man glauben möchte, ist also dieser Eingriff keineswegs. Und für Patienten mit zusätzlichen Erkrankungen wie etwa einer Herzschwäche oder Atemproblemen wird er ohnehin zu einem größeren Problem. Dennoch aber gelten die operative Prostataabtragung – das ist die transurethrale Resektion der Prostata – beziehungseise die offene Entfernung großer gutartiger Neubildungen (Adenome) auch heute noch als die Standardtherapie-Verfahren bei der Behandlung der gutartigen Prostatavergrößerung. Und das, obwohl ein großer Teil der Patienten mit anderen, nicht-operativen Therapien erfolgreich behandelt werden könnte, wie wir zeigen werden.

Bei vielen Patienten wären auch andere Therapien erfolgreich

Jede Operation bringt Leid mit sich

Trotz dieser kritischen Bewertung der chirurgischen Maßnahmen werden Sie dennoch fragen: Warum diese große Skepsis gegenüber Operationen? Haben sie sich denn nicht auch bewährt? Nun, darauf gibt es eine Reihe von Antworten. Zunächst darf man hier ruhig einmal den Kostenfaktor nennen. Operationen sind grundsätzlich die teuerste Therapie, die die Medizin zu geben vermag. Dem Patienten mag das freilich gleichgültig sein, verständlicherweise. Keineswegs gleichgültig kann ihm indessen das menschliche Leid sein, das jede Operation in irgendeiner Weise zwangsläufig mit sich bringt. Da ist etwa der Operationsstreß zu nennen, der in den Tagen vor der Ope-

40

ration den Patienten und seine Angehörigen mit Zweifeln und Ängsten erfüllt. Dazu kommt dann der physische Streß, der jeden operativen Eingriff begleitet. Auch die ungünstig verlaufenden Operationen sollte man nicht unterschätzen. Und selbst wenn die Operationsmortalität im Vergleich mit anderen Operationen relativ gering ist, so fällt sie doch schwer ins Gewicht: Jeder vermeidbare Todesfall ist einer zuviel. Dazu kommen die vielen möglichen Komplikationen. Bei jeder Operation sind zum Beispiel übermäßige Blutungen möglich. Immer muß man auch mit Infektionen rechnen. Überdies kann jede Operation zu Spätfolgen und zu späteren Komplikationen führen, die oft schwer zu beseitigen sind. Mögliche Impotenz wurde schon erwähnt, ebenso erneute Probleme beim Wasserlassen – paradoxerweise, möchte man in bezug auf das letztere sagen, war es doch vielleicht das Symptom, weshalb der Betroffene zum Arzt gegangen ist …

Mögliche Komplikationen nach einer Operation

6 Die Krankheit ganzheitlich sehen

Der Mensch ist eine Einheit aus Körper, Seele und Geist. Deshalb sollte man auch Krankheit nicht nur als ein körperliches Geschehen sehen, sondern immer als dramatische Störung unserer »Ganzheit«. Die körperlichen Symptome sind nur die sichtbaren Anzeichen dafür, denen ein Verlust des inneren Gleichgewichts und eine Disharmonie der drei Komponenten zugrunde liegt. Der Begriff »ganzheitlich« endet auch nicht an unseren Körpergrenzen, sondern schließt Umwelt und Leben in dieser Welt mit ein.

Der ganzheitliche Aspekt ist eigentlich der wichtigste

Da ist noch ein Aspekt, der in jede Überlegung einbezogen werden sollte, wenn es um die Frage der optimalen Therapie geht, das heißt, wenn die Entscheidung für oder gegen eine Operation ansteht: der ganzheitliche Aspekt. Er ist eigentlich der wichtigste, gleichsam allen Einzelaspekten und Einzelfragen übergeordnet. Sie haben den Begriff »Ganzheitsmedizin« – »holistische Medizin« bedeutet das gleiche – sicher schon gehört oder gelesen. Da er jedoch vielfach nur verschwommen wahrgenommen wird und da sich dieses Buch der ganzheitlichen Sicht verpflichtet fühlt, ist eine nähere Erläuterung angebracht.

42

Der Mensch ist keine Maschine aus lauter Einzelteilen

»Ganzheitliche Medizin basiert auf der Betrachtung des Menschen als Ganzheit, kennt auch keine Trennung zwischen Körper und Seele, und es wird nicht nur der Körperteil behandelt, der Symptome zeigt, also ›krank‹ ist, sondern der ganze Mensch« (K. U. Benner: »Gesundheit und Medizin heute«). Damit ist auch schon der Bogen zu den Prostataerkrankungen geschlagen.

Bedienen wir uns eines Vergleichs mit Maschinen. Der Mensch ist keine Maschine, die sich aus Tausenden von Einzelteilen zusammensetzt und bei der Schäden ganz einfach repariert werden können. Seelenlos wie eine Maschine wollen wir ja auch gar nicht sein. Nein, der Mensch ist eine Einheit aus Körper, Geist und Seele. Das ist die geistig-seelisch-körperliche Ganzheit, ein harmonisches Energiefeld, ein vernetztes dynamisches System, das auch weit über die Körpergrenzen hinweg in Raum, Zeit und Kosmos reicht. In dieser Definition schwingen natürlich auch philosophische Elemente mit. Aber der Mensch ist ja auch ein philosophisches Wesen, ob sich der einzelne dessen bewußt ist oder nicht. Selbst der nüchternste Materialist kann nicht umhin, über sich, über sein Wesen, seine Existenz nachzudenken, zu »philosophieren«, zumindest bisweilen.

Die Einheit aus Körper, Geist und Seele

Krankheit beruht auf einer Störung des inneren Gleichgewichts

Wenn der Mensch gesund ist, befindet sich das »System« Mensch in einem fließenden Gleichgewicht.

43

Krankheit dagegen bedeutet immer eine Störung dieses Fließgewichts. Die chronisch degenerativen Krankheiten unserer Zeit wie Herz-Kreislauf-Erkrankungen, Krebs und auch die Prostataerkrankungen, um nur ein paar Beispiele zu nennen, sind dramatische Dissonanzen unseres Selbst und Desinformationen unseres kybernetischen Regelkreises. Sie lassen schließlich unser Grundystem erstarren und umkippen — ein Kommunikationswirrwarr!

Ein kranker Mensch ist wie ein See, dessen Zuflüsse und Abflüsse verstopft sind und über dem sich keine Wolke abregnet und ein unentwegter Zustrom an Schmutz- und Schadstoffen ihn immer weiter schädigt. Ein Mensch erkrankt nicht an Krebs, weil irgendwo an einer bestimmten Stelle Zellen krebsig entarten, sondern vielmehr deshalb, weil sein Organismus, weil seine Ganzheit die Fähigkeit zur Selbststeuerung und Regulation, zur Autonomie und Harmonie verloren hat, weil die Pulsation der Bionergien verstummt sind. Die Krebsgeschwulst ist nur ein Symptom.

Krankheit bedeutet: Verlust der inneren Harmonie

Der Begriff »ganzheitlich« endet nicht an den Körpergrenzen

Und das bedeutet: Die lokale Erkrankung, die Symptome einer Krankheit gehen mit einer Allgemeinkrankheit beziehungsweise einer Grunderkrankung des Lebendigen einher. Jeder von uns ist ein fließendes, spirituelles Lebewesen, innig verbunden mit seinen Mitmenschen, seiner natürlichen Umwelt, der Erde und dem Kosmos, auch wenn man das nicht oder nicht immer verstehen kann. Der Begriff »ganzheitlich« endet deshalb auch nicht an unseren Körpergrenzen, sondern schließt Umwelt und Leben in dieser Welt mit ein.

44

Ganzheitliche Medizin ist eine Medizin, die fragt: Wer bin ich? Woher komme ich? Wohin gehe ich? Der ganzheitliche orientierte Mediziner macht sich intensive Gedanken über diese Zusammenhänge, wenn er seinen Patienten entscheidend helfen will. Hier ist nicht nur die Anamnese, sondern auch die Erscheinung des Patienten, die Lebensweise, der Lebenswille und das soziale Umfeld und seine Lebensumstände wichtig. Rein zeitlich ist das überhaupt nur möglich, weil der erfahrene Therapeut einen geschulten Blick für all das hat und weil er auch für den Patienten scheinbar unwichtige Dinge rasch einzuordnen weiß. Ganzheitliche Medizin vereinigt Weisheit und Erfahrung mit moderner Quantenphysik. Ganzheitliche Heilung ist auch nicht nur Wiedergewinnung des geistig-seelischen-körperlichen Gleichgewichts, sondern zugleich auch Sinnerfahrung.

Lebensweise, Lebenswille, Lebensumstände – alles ist wichtig

Ganzheitliche Medizin fragt nach dem ganzen Menschen

Alle ganzheitlichen Heilmethoden sind, mögen sie manchmal noch so technisch und wissenschaftlich erscheinen, diesen Grundgedanken verpflichtet. Das gilt auch für die Hyperthermie. Diese Therapien zeichnen sich dadurch aus, daß sie sanft und natürlich sind und versuchen, auf Stahl, Strahl und chemische Keulen weitgehend zu verzichten, oder sie nur dann einzubeziehen, wenn sie unumgänglich erforderlich sind. Bei den Behandlungen kommt es darauf an, daß die Ärzte und Therapeuten hochmotivierte, der Natur verpflichtete Begleiter und Partner von mündigen Patienten sind und daß sie sich als Informationsmedi-

Radikale Methoden nur, wenn sie unumgänglich sind

ziner, als »Wegweiser« in ein erfülltes, harmonisches, selbstbestimmtes Leben verstehen. In der heute noch vielfach praktizierten Medizin wird der Patient ja gerne gleichsam entmündigt, ja in gewisser Weise sogar genötigt. Nicht selten erscheint der Arzt dem Patienten sogar irgendwie bedrohlich, da er ihn entmutigt und ihm persönliche Entscheidungen vorenthält. So mag eine Verwirrung der Gefühle entstehen, die zu einer weiteren Belastung des Patienten führen kann. Niemand kann sich das eigentlich wünschen.

7 Kein Organ ist überflüssig

Die ganzheitliche Medizin strebt nicht nur die rasche und oft nur kurzfristige Beseitigung von Symptomen an. Für sie ist auch kein Organ überflüssig, solange seine Erhaltung auf nicht-operative, natürliche Weise mit anderen Maßnahmen möglich ist. Denn die Natur hat keine »überflüssigen« Organe geschaffen, auch nicht die Prostata. Wird dagegen ein Organ entfernt, das vermeintlich nicht lebensnotwendig ist, so wird das Zusammenspiel aller Teile des Organismus aus ganzheitlicher Sicht unterbrochen und kann zu Fehlregulationen führen.

Kommen wir nach diesem Exkurs noch einmal auf die Problematik von Operationen zurück. Denn es sind in der Tat noch weitere Probleme damit verbunden, die man als mündiger und kritischer Patient bedenken sollte, bevor man eine Entscheidung trifft. Wie sehr man als Patient im Entscheidungsprozess gefordert ist, sieht man ja allein an der Tatsache, daß er seine gleichsam juristisch absichernde Zustimmung zum Eingriff geben muß. Der Arzt kann nur Ratschläge geben, die Notwendigkeit hervorheben, die möglichen Risiken erläutern, die Vorgehensweise erklären. Er hat das natürlich alles schon erwogen, bevor er darüber mit

Der Arzt kann nur raten – entscheiden muß der Patient

47

dem Patienten spricht. Die Entscheidung aber fällt letzten Endes allein der Patient oder ein Angehöriger. So ist die rechtliche Situation. Eigentlich kann das alles nur ein mündiger Patient – oft genug ist die Rede von ihm.

Der Arzt als Partner von mündigen Patienten

Was ist ein »mündiger Patient«? Im Lexikon werden Sie den Begriff schwerlich finden. Da steht für »mündig« nur: volljährig, geschäftsfähig. Aus letzterem könnte man allerdings den Begriff »entscheidungsfähig« ableiten. Und als Patient sollte man das in der Tat sein. Doch das setzt eine Menge voraus. Es bedeutet vor allem, sich selbst so gut wie möglich über die Krankheit zu informieren. Es bedeutet aber auch, daß man sich Mühe gibt, sich klar zu werden, was man selbst alles getan hat, um einer Krankheit den Weg zu bereiten, und daß man gegebenenfalls bereit ist, seine Verhaltensweisen und seinen krankmachenden Lebensstil zu ändern. Und letzten Endes bedeutet mündig hier auch, daß man das Machbare erkennt und das Unmögliche nicht verlangt. Das Buch will Ihnen dabei eine Entscheidungshilfe sein. Aber fragen Sie Ihren Arzt lieber einmal zuviel als einmal zu wenig. Vielleicht gehen Sie ihm damit auf die Nerven (schon allein aus Zeitgründen), aber da sollten Sie nicht zu bescheiden sein. Und wenn Sie mit seinen Antworten nicht zufrieden sein können, fragen Sie noch einen anderen Arzt. Die Therapiemöglichkeiten sind heute so vielfältig und unterschiedlich, daß Sie mit einer Auskunft allein vielleicht wirklich nicht die für Sie optimale Antwort bekommen haben.

Das Machbare erkennen, das Unmögliche nicht verlangen

48

Fragen Sie lieber einmal zuviel als einmal zuwenig
Denken Sie an das, was wir über Ganzheitsmedizin gesagt haben. Viele Ärzte und besonders Urologen sind Spezialisten. Sie sehen manche Dinge doch recht eingeengt und fachbezogen. Der ganzheitliche Aspekt einer Krankheit spielt kaum eine Rolle. So kann eine zu schnelle Operation eine falsch verstandene Interpretation von Krankheit sein. Wir plädieren deshalb für eine ganzheitlich orientierte Therapie, weil sie nicht nur die schnelle und kurzfristige Beseitigung von Symptomen anstrebt, sondern auch den Gesundungsfaktor. So ist es denn auch richtig, neben einem Urologen einen Arzt, der auch naturheilkundliche Verfahren in seine Therapie einbezieht, zu konsultieren.

Einen naturheilkundlich orientierten Arzt zusätzlich konsultieren

Die Operation ist eine Einbahnstraße ohne Umkehr

Eine operative Behandlung der Prostataerkrankung ist immer eine Einbahnstraße, aus der es keine Umkehr mehr gibt. Sie sollte deshalb wirklich immer nur als letzte Möglichkeit in Betracht gezogen werden. Eine operative Entfernung der Prostata kann eine Wiederherstellung der normalen, gesunden Funktion des Organs endgültig und für alle Zeiten unmöglich machen.
Darüber muß sich der Patient ganz im klaren sein. Kein Organ ist überflüssig! Mit Sicherheit wurde kein Organ von der Natur als überflüssig oder gar als sinnlos angelegt. Und eine funktionstüchtige Prostata wurde von der Natur doch fürs ganze Leben vorgesehen. Nach der irreparablen Entfernung muß – logischerweise

Auch die Prostata wurde von der Natur fürs ganze Leben vorgesehen

49

und ganzheitlich gesehen – im gesamtbiologischen Gefüge, im harmonischen Zusammenspiel aller Teile eines so wunderbaren und zugleich komplizierten Organismus, wie es der des Menschen ist, irgendwo durch das Fehlen eines wichtigen Organs eine Unterbrechung eintreten. Und diese Unterbrechung kann ihrerseits wieder Fehlregulationen an anderer Stelle des Gesamtorganismus auslösen.

Fehlregulationen, wenn ein wichtiges Organ fehlt

Nur ein vollständiger Körper, bei dem alle von der Natur angelegten Organe vorhanden sind und untereinander und miteinander in ständiger Kommunikation stehen, kann ein gesunder Körper sein. Ein Mensch aber, dem Organe fehlen – und wäre es auch »nur« die Prostata –, ist in seinen Leistungen beeinträchtigt und bleibt, ja, man muß es so drastisch ausdrücken, verstümmelt. Bei der Indikation von operativen Maßnahmen werden solche biologischen Grunderkenntnisse oder Grundgesetze leider nicht immer genügend beachtet.

Konsultieren Sie lieber auch einen Naturheilmediziner

Weit besser als die beste Operation ist die Vermeidung, der Erhalt und die Wiederherstellung einer normalen Funktion auf natürliche Weise. Es gibt eine ganze Reihe von Maßnahmen (sie werden in den folgenden Kapiteln beschrieben), die einen vorbeugenden Charakter haben, vorbeugend vor allem in dem Sinne, daß sie die vorschnelle Operation vermeidbar machen. Im Prinzip können dadurch Männer jeden Alters ihre Prostatagesundheit erhalten oder eben durch operationslose Methoden wieder herstellen. Ein operativer Eingriff ist dann nur noch in ganz wenigen Fällen indiziert. Als signifikantes Beispiel sei

Maßnahmen, die eine vorschnelle Operation vermeidbar machen

50

schon an dieser Stelle die Hyperthermie erwähnt, eine Therapie durch Überwärmung, die in den meisten Fällen erfolgreich ist. Hat sie aber nicht den gewünschten Erfolg, so kann man sie noch einmal versuchen oder auch andere therapeutische Wege gehen, eventuell auch die Operation. Diese und vergleichbare andere biologische Therapien sind eben keine Einbahnstraßen, schaffen keinen irreparablen Zustand. Anders gesagt: Wer sich solch sanften, ganzheitlichen Therapien anvertraut, hat zumindest noch nichts verloren.

Hyperthermie kann auch wiederholt werden

Hyperthermie – in den meisten Fällen erfolgreich

Die Amerikaner sind bekanntlich auf vielen medizinischen Gebieten uns Europäern einen Schritt voraus. In den USA ist die Rate der konventionell-chirurgischen Eingriffe zwischen 1987 und 1994 um 43 Prozent gesunken – Tendenz anhaltend. Bei uns kann man solche Zahlen leider noch nicht aufweisen. Parallel zur Abnahme der operativen Eingriffe stieg die Zahl der nicht-operativen Behandlungen. Dem wäre nicht so, wenn damit nicht zumindest die gleichen Therapieerfolge erzielt würden – auch die Amerikaner haben ihre Prostataprobleme.

Sinkende Operationsrate in den USA

Unlängst erst wurde in den USA die Hyperthermie – bei uns von vielen Spezialisten lange Zeit als ineffektiv bespöttelt – als effektive Behandlungsmethode von der Bundesgesundheitsbehörde (FDA) genehmigt. Und mittlerweile ist es in Amerika schon so: Wenn ein Urologe seinem Prostatapatienten nicht zunächst zu Hyperthermie rät und ihn ohne Aufklärung über diese Methode operiert, hat er eventuell mit einer Schadensersatzklage wegen vorsätzlicher Körperverletzung zu rechnen …

51

Amerika ist uns einen Schritt voraus

Nicht vergessen sollte man in diesem Zusammenhang aber auch jene Gruppe von Patienten, die mit »Watchful Waiting« vom Arzt betreut werden können. Unter diesem aus dem Amerikanischen stammenden Begriff versteht man im allgemeinen eine abwartende Haltung ohne spezifische therapeutische Intervention. Hier können dann eine Änderung der Lebensweise, Diät und Naturheilmittel sehr hilfreich sein. Natürlich sind gerade bei diesen Patienten regelmäßige Kontrolluntersuchungen angezeigt.

Eines muß aber auch noch gesagt werden: Bei jeder Krankheit und auch bei Prostataproblemen muß man sich fragen, inwieweit eigene Fehler, vor allem in der Lebensweise, mit daran schuld sind. Krankheit ist in *Fragen Sie auch* den seltensten Fällen Schicksal oder Strafe. Sie ist *nach eigenen* immer ein Aufschrei von Körper, Geist oder Seele: So *Fehlern in der* kann es nicht weitergehen. Deshalb verlangt Krank- *Lebensweise* heit auch immer nicht nur Therapie, sondern eine Änderung der Lebensweise. Auch dort ist der Hebel anzusetzen, um nicht bei einer verstümmelnden Therapie zu enden!

8 Prostataleiden – eine uralte Geschichte

Prostatabeschwerden hat es ganz offensichtlich immer schon gegeben. Mit hohlen Federkielen versuchten schon die »Hüter der Wasserwege« im alten Ägypten, die Harnröhre zu dehnen und den gestauten Urin abzuleiten. Assyrer und Babylonier konstruierten dafür Röhren aus Bronze, die in den Penis eingeführt wurden. Jede Zeit und jede Kultur hatte ihre eigenen »Heilmethoden«. Die Versuche, Prostataleiden zu behandeln, ist eine Geschichte voller Leid und Mißerfolge. Um so mehr Respekt müssen wir vor unserer heutigen Medizin haben.

»Zu einer kritischen Erkenntnis der Medizin von heute oder gar zu einem Bekenntnis zur Medizin von morgen werden wir nicht kommen ohne die Bekanntschaft mit der Situation der Heilkunde insgesamt«, meint Prof. Dr. Heinrich Schipperges in seinem Buch »Moderne Medizin im Spiegel der Geschichte«. Und ein anderer Medizinhistoriker, Prof. Dr. Erwin H. Ackerknecht, schreibt in seiner »Geschichte der Medizin«: »Mein Ziel war es, dem Leser vor allem ein besseres Verständnis der verwirrenden Probleme der Medizin in Gegenwart und Zukunft durch eine Analy-

Medizin – gestern, heute, morgen

53

se vergangener Schwierigkeiten und Siege zu vermitteln«. Der Leser, der dieses vorliegende Buch zur Hand genommen hat, mag nicht gleich so ambitionierte Ziele haben. Ihm geht es darum, Informationen und Aufklärung über seine eigenen Probleme zu erhalten.

Ein tröstliches Gefühl: Heute sind wir besser dran

Immerhin aber vermag ein kurzer historischer Exkurs über frühere Versuche, Prostataleiden zu behandeln, das tröstliche Gefühl zu vermitteln, daß wir heute doch um so vieles besser dran sind. Und er mag auch noch den Respekt vor unserer heutigen Medizin erhöhen, was nicht zuletzt auch der »Compliance«, der Bereitschaft der Patienten zu Mitarbeit, zugute kommen dürfte.

Die »Hüter des Penis« bliesen Luft durch die Harnröhre

Nicht selten wird heute eine allzu große Spezialisierung in der Medizin kritisch gesehen. Doch auch das ist, wenn man so will, eine »uralte Geschichte«. Schon die alten Ägypter hatten nämlich, jedenfalls an den Höfen der Pharaonen, Heilkundige, die sich nur einzelnen Körperteilen widmeten. Spezialisten, die sich sozusagen mit urologischen Problemen befaßten, wurden »Hüter der königlichen Wasserwege« oder »Hüter des Penis« genannt. Auf Papyrusrollen beschrieben sie Komplikationen, bei denen die Harnröhre undurchgängig geworden war. Die »Hüter der Wasserwege« versuchten in solchen Fällen, mit hohlen Federkielen oder Röhren aus Bronze die Harnröhre zu dehnen, die schon späteren Blasenkathetern glichen. Durch Trichter bliesen sie auch Luft durch die Harnröhre, um den Harnfluß wieder zu ermöglichen. Und wenn sie keinen Erfolg damit hatten, vermuteten sie Hindernisse am Ausgang der Blase. Aber sie beka-

Ägypten: Mit Federkielen durch die Harnröhre

men diese Hindernisse, offenkundig eine pathologisch veränderte Prostata, noch nicht zu Gesicht, weil
sie keine Toten öffneten. Das blieb erst griechischen
Ärzten vorbehalten.

Griechische Experimente an gefallenen Kriegern

Es war der Arzt Herophilos, der im vierten vorchrist-
lichen Jahrhundert umfangreiche anatomische Studien betrieb und dabei auch den Urogenitaltrakt in
Augenschein nahm. Er experimentierte dabei nicht
nur an gefallenen Kriegern, sondern auch an zur Vivi-
sektion verdammten und zum Tod verurteilten Ver-
brechern. Dabei fiel ihm ein Organ auf, das aus Drü-
senlappen bestand, die in eine feste Gewebskapsel
eingebettet waren und den männlichen Blasenausgang
sowie den hinteren Teil der Harnröhre umschlossen. Er
nannte dieses Organ, von dessen Funktion er noch keine Vorstellung hatte, »Glandulosae parastatae« (Glan-
dula bedeutet Drüse). Ein späterer Arzt namens Rufus
aus Ephesus machte daraus »Parastatus glandulus«, das
man als »Wachtposten der Blase« oder einfach als »Vorsteherdrüse« übersetzen kann, und fortan wurde der
Begriff verkürzt »Prostata« genannt.

*»Wachtposten«
oder »Vorsteher«
der Blase*

Selbst Läuse sollten die Harnröhre reizen
Auch assyrische und babylonische Priesterärzte kann-
ten katheterartige Röhren aus Bronze, die die ver-
sperrte Blase öffnen sollten. Hebräer dagegen setzten,
sofern man Überlieferungen glauben kann, bei
Harnsperre ihre Hoffnungen auf »rotes«, von Huren
gesponnenes Garn, das sie um den Penis wickelten.

55

Auch vertrauten sie auf Läuse, die – an die Mündung des Penis gesetzt – Harnröhre und Blase durch ihren Biß reizen sollten, sich zu entleeren.

Die Blasensteinschneider entfernten auch Prostata-teile

Die alten indischen Ärzte sahen als Ursache einer Harnsperre Säfte an, die sich am Blasenausgang verhärteten. Von der Prostata hatten sie keinerlei Vorstellung. Sie waren indessen mit einem anderen Problem beschäftigt: Der Entfernung von Blasensteinen, die in Indien weiter verbreitet waren als in irgendeinem anderen Teil der Welt. Die »Blasensteinschneider« drangen zu diesem Zweck mit zwei Fingern in den Enddarm der nicht betäubten, wohl aber gefesselten Patienten ein. Die Finger umfaßten die Hinterseite der Blase und drängten tastbare Steine gegen den Blasenausgang, die Harnröhre und den Damm, bis sich hier eine Vorwölbung zeigte. Dann stieß der Arzt mit der anderen Hand ein Messer durch diese Wölbung bis in die Blase. Durch diese Öffnung wurden die Steine mit Zangen hervorgezogen. Es war unvermeidlich, daß dabei auch Prostatalappen getroffen wurden oder Gewebsteile der Prostata zusammen mit den Steinen hervorgezogen wurden. Doch offenbar hielt kein Inder das für erwähnenswert.

Die Blasenstein-schneider zogen ohne Ahnung Teile der Prostata mit heraus

Das gilt auch für griechische und römische Ärzte, die das Handwerk von umherreisenden indischen Steinschneidern erlernten. Die Methode wurde noch im 19. Jahrhundert angewendet. 1848 nahm der Chirurg William Fergusson in London an zwei älteren Patienten Steinschnitte nach indisch-griechisch-römischem Vorbild vor. Außer den Steinen zog er dabei auch Stücke der Prostata aus dem Schnittkanal hervor. Bei deren Betrachtung fiel Fergusson auf, daß sie aus verschiedenen Gewebsarten bestanden: Festes Gewebe, das die Kapsel der Prostata und deren Lappen bildete, und lockeres Gewebe, das sich mit dem Finger ohne Mühe von der übrigen Prostatastruktur trennen ließ. Durch Zufall hatte er in dem leicht ausschälbaren Gewebe an die bisher unbekannte Ursache der Prostatavergrößerung gerührt. Die beiden Patienten wurden nicht nur von ihren Steinschmerzen befreit, sondern es besserte sich auch ihr Harnfluß erheblich, denn sie hatten zuvor auch an zunehmender Harnsperre gelitten. Aber Fergusson zog daraus keine praktischen Folgerungen.

Befreit von Steinschmerzen und Harnsperre

Erste anatomische Beschreibung der Prostata

Die erste genauere anatomische Beschreibung der Prostata hatte hundert Jahre zuvor schon der Anatom Giovanni Battista Morgagni in Padua veröffentlicht. Seine Leistung bestand darin, daß er die pathologische Anatomie als neues Feld der Medizin begründete. Denn Morgagni begnügte sich nicht mehr mir der Anatomie normaler Organe, sein Interesse konzentrierte sich auf krankhafte Veränderungen in den Organen Verstorbener. Dies sollte ihm Aufschlüsse über die Krankheiten geben, die zum Tod geführt hatten. So wurde er der erste, der sich eingehend mit den Strukturen der Prostata im normalen und im kranken Zustand beschäftigte.

Morgagni begründet die pathologische Anatomie

Auf seinen Sektionstisch kam auch eine Anzahl Männer mittleren und höheren Alters, die nach einem mehr oder weniger langen Katheterdasein gestorben waren. Morgagni fahndete nach jenen »Fleischgeschwülsten« am Blasenausgang, über die zur damaligen Zeit so oft theoretisiert wurde. Schließlich beschrieb er sie als unnatürlich vergrößerte Prostata, sprach von einer »Hyperthrophie« des Organs und erklärte, daß die Ursache der Verengung und Harnsperre allein in dieser Hypertrophie zu suchen sei. Er betrachtete aber die Hypertrophie als eine Vergrößerung des gesamten Prostatagewebes und sah dies als pathologische Einheit an. Es ist unbegreiflich, daß ihm die Besonderheit der im Gewebe der Prostatalappen eingebetteten Adenomgeschwülste entging, die erst zur Ausdehnung und Vergrößerung des Prostatagewebes führte.

Die meisten Patienten starben nach kurzer Zeit

Der Katheter blieb lange Zeit die einzige Hilfe

Als Morgagni 1777 starb, hinterließ er die irrige Vorstellung, die hypertrophierte Prostata sei ein so konsistentes und fest mit Harnröhre und Blasenausgang verwachsenes Organ, daß kein Chirurg versuchen dürfte, sie zu entfernen, ohne ein tödliches Blutbad anzurichten. Bis diese Auffassung« korrigiert wurde, vergingen viele Jahre, und der Katheter blieb für viele Prostatiker die einzige Möglichkeit, ihr Leiden zu verringern. Die meisten starben nach kurzer Zeit an Infekten, Sepsis und Nierenversagen. Der französische Chirurg Félix Guyon und der englische Urologe Henry Thomson verstärkten diese Auffassung, in dem sie behaupteten, die Prostatahypertrophie sei ein Glied der sklerotischen Veränderungen alternder Männer (Sklerose = krankhafte Verhärtung), selbst die Blasenmuskulatur sei sklerotisch, so daß ihr die Kraft und Elastizität fehlten, die zur normalen Entleerung notwendig seien.

Versuche mit galvanischer Hitze

1876 versuchte dann der Italiener Enrico Bottini, Professor in Pavia, einen anderen Weg. Ihn beschäftigte die Frage, ob man eine vergrößerte Prostata mit galvanischer Hitze zum »Schmelzen« bringen und die Einengung der Harnpassage wieder öffnen könnte. Bottini experimentierte jahrelang mit galvanischen Batterien und Kathetern, zu deren Platinspitze feine Stromleitungen führten. Die Wirkung erprobte er an der Prostata von Verstorbenen. Erst nach zahlreichen gescheiterten Versuchen gelang ihm die Konstruktion eines galvanoelektrischen Operationsinstruments. Zu dessen Hauptbestandteilen gehörten außer dem Katheter zwei feine Messingröhrchen, die durch eine dünne Elfenbeinschicht miteinander verbunden und gegen Strom und Hitze isoliert waren. Die Röhrchen leiteten den galvanischen Strom durch den Katheter an dessen Spitze zum eigentlichen »operativen« Teil des Instruments. Es bestand aus einem Platinplättchen, das ebenfalls in isolierendes Elfenbein eingebettet war, so daß nur die freie Vorderseite zum Glühen gebracht werden konnte.

Ein Platinplättchen, das zum Glühen gebracht wurde

Bottinis Experimente an Toten und Lebenden

Als Bottini die Sonde zum erstenmal bei einem Toten einführte und das glühende Plättchen in das Gewebe eines vergrößerten Seitenlappens der Prostata preßte, überraschte ihn die Schnelligkeit, mit der Gewebe zerstört oder »geschmolzen« wurde. Aber erst nach langer Übung gelang es ihm, das Glühplättchen mit großer Genauigkeit an die prostatischen Seiten- und Mittellappen heranzuführen und für eine genau bemessene Zahl von Sekunden unter Strom zu setzen. Um zerstörerische Überhitzung zu vermeiden,

Die Harnblase diente als Kühlkörper

59

nutzte er schließlich die Harnblase als Kühlkörper, indem er sie unmittelbar vor dem Eingriff mit kaltem Wasser füllte. Da ihm aber trotz seiner in zahlreichen Experimenten gesammelten Erfahrung Rolle und Bedeutung der Adenome unbekannt blieben, »schmolz« er sowohl adenomatöses wie auch prostatisches Gewebe.

1876 nahm er die ersten Eingriffe an Hypertrophiekranken vor. Es waren leidgewohnte Kleinpächter und Landarbeiter aus der Provinz Como, die – mit einem Katheter in der infizierten Blase Tag und Nacht von Schmerzen gepeinigt – zu allem bereit waren, das sie entweder wieder arbeitsfähig machte oder ihnen zu einem schnellen Tod verhalf. Was Bottini an ihnen unternahm, waren die ersten Schritte auf dem Wege zu TUR-P, der transurethralen Resektion der Prostata – die Erlösung für ungezählte Männer von ihren Leiden.

Für die Todkranken »ein Weg nach Golgatha«

Für die Todkranken aus Como war es, wie Bottini schrieb, »ein Weg nach Golgatha«, auf dem Bottini vor seinen Operationen versuchte, die schlimmsten Entzündungserscheinungen in Blase und Harnröhre durch täglich neue, in Karbol gewaschene Katheter und Spülungen mit karbolisiertem Wasser zu mildern.

Keine Narkose, damit Schmerzensschreie den Arzt warnten

Als er sich zur ersten Operation entschloß, fiel auch eine andere Entscheidung, mit der er lange gezögert hatte: Er verzichtete auf eine Narkose, weil er hoffte, daß Schmerzensschreie der Kranken ihn rechtzeitig warnen würden, falls er trotz seiner vielen Experimente und Übungen mit seinem Instrument »einen falschen Weg« einschlagen würde oder »zu lange oder zu starke Hitze wirken« ließ. Doch zu seiner Überraschung klagten die Leidgewohnten während der Erhitzung nur über geringen Schmerz. Heftigere, aber nur kurze Schmerzen empfanden sie erst in dem kurzen Augenblick, in dem er die Stromzufuhr unterbrach und der Strom erlosch. Daraufhin verzichtete Bottini für die Zukunft auf Äther oder Chloroform. Erst nach der Operation gab er schmerzstillendes Opium und führte eine Sonde in die Harnröhre ein, die mit beruhigendem und krampflösendem Belladonnapulver bestreut war.

Nach der Operation gab es Opium

Zu Bottinis Freude urinierte der erste Operierte nach wenigen Stunden zum erstenmal und mit beinahe freiem Strom, nur mit »einigem Brennen in der Harnröhre, aber wenig Blut«. Am zweiten Tag kam es zu häufigeren Entleerungen und »Abstoßungen von Schorf«. Bottini erblickte darin Anzeichen beginnender Heilung und ließ vier weitere Eingriffe folgen. Drei der Patienten genasen im Verlauf von vier bis sechs Wochen. Der vierte starb »in der dritten Woche deutlicher Rekonvaleszenz« völlig unerwartet, weil er masturbiert hatte und die Spasmen des Orgasmus eine tödliche Blutung hervorriefen.

Die »Bottini-Operation« – ein Vorläufer künftiger Methoden

1877 präsentierte Bottini vor der medizinischen Fakultät Padua zwei Prostatapatienten, die er zehn Monate zuvor »galvanisch operiert« hatte: Luigi Lonetti (68) und Giovanni Rossi (49). Beide hatten 24 Tage nach der Operation Bottinis Klinik verlassen; Rossi leistete seither wieder schwere Feldarbeit, auch Lonetti hatte keinen Rückfall erlitten. Unter donnerndem Beifall sei-

Ein früher Vorläufer künftiger Operations-methoden

ner Kollegen verkündete Bottini die Geburt einer neuen medizinischen Errungenschaft, der »Bottini-Operation«. Er konnte nicht ahnen, daß sie ein früher Vorläufer zukünftiger Operationsmethoden in der Urologie sein würde.

Bottini fand Anhänger, Nachahmer und Verbesserer. Zu nennen sind hier vor allem der Berliner Arzt Albert Freudenberg, die Londoner Ärzte Mansell Moullin und Harry Fenwick oder der Pariser Chirurg Ernest Desnos. Aber nur wenige besaßen die nötige Ausdauer und chirurgische Sensibilität eines Bottini. Viele stürzten sich voller Begeisterung auf die neue Operationsmethode. Sie ließen Bottinis Instrument nachbauen, aber manche operierten ohne ausreichende Übung und Geduld und hinterließen zahlreiche Tote und hoffnungslos Verbrannte – und gaben voller Entsetzen wieder auf. Dennoch hatte mit Bottini, der 1902 starb, in der medizinischen Geschichte der Prostatabehandlung eine Wende begonnen. Mit mehr Weitsicht und Mut hätte sie freilich schon früher beginnen können.

Erste Hinweise auf das Prostatacarcinom

Der Zusammen-hang zwischen Krebs und Hormonen

In der Literatur begegnet man 1649 dem ersten Hinweis auf einen Blasenverschluß durch ein Prostatacarcinom. 1786 erkannte ein englischer Anatom, daß nach einer Entfernung der Hoden (Kastration) bei erwachsenen männlichen Tieren die Prostata atrophiert. Wenig später – 1794 – wurde zum erstenmal der Zusammenhang zwischen Prostatakrebs und männlichen Hormonen, die ja in den Hoden produziert werden, erkannt.

Von einem wirklichen Verständnis für Anatomie und Physiologie der Prostata kann man allerdings erst zu

Beginn dieses Jahrhunderts sprechen. Mitte der dreißiger Jahre konnte dann überzeugend bewiesen werden, daß sich ein Prostatacarcinom nach Entfernung der Hoden zurückbilden kann. Der Zuwachs an Wissen und an Therapiemöglichkeiten seither ist gewaltig. Freilich müssen die einzelnen Verfahren kritisch betrachtet werden, auch wenn sie als »Golden Standards« hingestellt werden. Sie unterliegen einem ständigen Wandel und einer ständigen Weiterbildung. Nur die natürlichen Behandlungsmaßnahmen, die auf dem Ordnungsprinzip der Naturheilkunde beruhen, haben ihren Bestand durch die Jahrhunderte.

Entfernung der Hoden als Hilfe beim Prostatacarcinom

9 Es muß nicht gleich Krebs sein

Prostataleiden sind heute zu einer echten Volkskrankheit geworden. Häufigste Erkrankung ist die gutartige Vergrößerung der Vorsteherdrüse; im höheren Lebensalter sind immer mehr Männer davon betroffen. Eine lange Entwicklungszeit, meist über Jahrzehnte, hat der Prostatakrebs und ist deshalb bei jüngeren Männern eher selten. Bei älteren Männern dagegen ist er nach dem Lungenkrebs schon die häufigste Krebsart. Prostatitis hingegen, eine entzündliche Erkrankung trifft vor allem Männer zwischen 20 und 45 Jahren in der sexuell aktivsten Phase.

Vier Millionen Männer jährlich in Behandlung

Es ist in der Tat so: Prostataerkrankungen treten so häufig auf und sind quasi so »gewöhnlich«, daß sie schon beinahe als unvermeidlich im Leben eines Mannes angesehen werden. Vier Millionen deutsche Männer werden in jedem Jahr allein wegen einer gutartigen Vergrößerung der Vorsteherdrüse kassenärztlich behandelt. Und aus der Statistik ist abzulesen, daß in den nächsten Jahren die Zahl der älteren Männer, die an behandlungsbedürftigen Prostataproblemen leiden, weiter zunehmen wird. Prostataerkrankungen sind, wie der historische Exkurs zeigte, schon immer und in allen Kulturkreisen ein typisches Männerleiden gewesen. Heute sind sie zu einer echten Volkskrankheit geworden.

Typische Krankheiten des höheren Lebensalters
Natürlich hängt das zum einen damit zusammen, daß immer mehr Menschen ein höheres Lebensalter erreichen. Krankhafte Veränderungen an diesen Organen entwickeln sich in aller Regel über lange Zeit beschwerdefrei, ja völlig unmerklich. Und wenn erst mal Symptome wahr- und ernstgenommen werden, hat die Krankheit schon ein bestimmtes Stadium erreicht. Die gutartige Vergrößerung und das Prostatacarcinom sind die typischen Krankheiten des höheren Lebensalters.

Prostataerkrankungen werden sehr wesentlich von unserer modernen Lebensweise mit verursacht. Mehr als früher sind wir negativen Umwelteinflüssen ausgesetzt. Bedeutend für eine Prostatagesundheit ist auch die Ernährung. Sie ist nicht mehr gesundheitsfördernd, sondern schadet manchmal beträchtlich, da sie zu viele Gifte, Chemikalien, Hormone, Antibiotika etc. beinhaltet und einen Mangel an Vitalstoffen, Pflanzenstoffen, Vitaminen, Mineralstoffen und Spurenelementen aufweist. Alkohol und Nikotin tun ein übriges, sind ebenfalls nachteilig. Auch übermäßiger Streß schädigt auf die Dauer jedes Organ. Ebenso darf an dieser Stelle nicht vergessen werden, auf den Bewegungsmangel hinzuweisen. Prostataerkrankungen werden zudem dadurch gefördert, daß wir zuviel sitzen. Durch wenig Bewegung bekommt man einen trägen Stoffwechsel und dies wiederum behindert den Organismus, schädliche und zum Teil auch giftige Stoffwechsel-Abbauprodukte auszuscheiden.

Viele negative Einflüsse schädigen die Vorsteherdrüse

65

Ungesunde Lebensweise schwächt die Abwehrkraft

Diese drei gravierenden Beispiele (über die später noch ausführlich zu reden sein wird) mögen genügen, um deutlich zu machen, warum in unserer Zivilisation chronische Krankheiten und eben auch solche der Prostata sich immer weiter ausbreiten können und dies trotz einer immer leistungsfähigeren und teuren Medizin. Ungesunde Lebensweise schwächt in ganz erheblichem Maße die Widerstands- oder Abwehrkraft des Körpers. Konkreter gesagt: Sie schwächt und schädigt das Immunsystem, dieses wunderbare, uns von der Natur mitgegebene System, das uns überhaupt am Leben erhält, indem es die jeweils notwendigen Kräfte entfaltet, um jede Art von Krankheit abzuwehren. Auch beste Medizin kann ein intaktes Immunsystem auf Dauer nicht ersetzen. Diese Tatsache haben schon die antiken Mediziner erahnt und sie zu der Einsicht geführt: Die Natur heilt, der Arzt hilft ihr dabei. Wir brauchen uns also eigentlich über die fortschreitende Zunahme chronischer Krankheiten hin zu »Volkskrankheiten« gar nicht zu wundern.

»Die Natur heilt, der Arzt hilft ihr dabei«

Prostatahyperplasie: Eine gutartige Vergrößerung

Die pathologische Vergrößerung der Vorsteherdrüse ist die mit Abstand häufigste Erkrankung der Prostata. Die medizinisch korrekte Bezeichnung dafür ist »benigne Prostatahyperplasie«, abgekürzt BPH. Hyperplasie wird definiert als »Vergrößerung eines Gewebes oder Organs durch Zunahme der Zellzahl bei unveränderter Zellgröße«. Andere häufig gebrauchte medi-

Vergrößerung durch Zunahme der Zellzahl

zinische Ausdrücke sind Prostatahypertrophie und Prostataadenom; beide Bezeichnungen sind jedoch wissenschaftlich nicht korrekt.

Nicht jeder Tumor ist bösartig

Das Beiwort »benigne« enthält für die Betroffenen einen großen Trost. Denn es bedeutet »gutartig«. Damit wird zum Ausdruck gebracht, daß es sich um keine »bösartige« (maligne) Erkrankung, nämlich nicht um Krebs handelt. »Kann das Krebs sein?« ist ja eine häufig gestellte Frage bei der Erstkonsultation. Wenn man als Bezeichnung »Tumor« hört, braucht man nicht zu erschrecken. Denn in der Medizin versteht man unter Tumor (das Wort bedeutet nichts anderes als »Geschwulst«) einfach eine Zunahme des Gewebevolumens oder eine lokalisierte Anschwellung. So gesehen ist auch die vergrößerte Prostata ein »Tumor«, aber eben ein gutartiger.

»Tumor« bedeutet einfach nur »Geschwulst«

Eine benigne Prostatahyperplasie (BPH) läßt sich bereits bei 30jährigen Männern nachweisen. Sie wird mit zunehmendem Alter immer häufiger; bei den 70jährigen leiden mehr als 80 Prozent darunter. Die Patienten werden meist durch Symptome wie häufiges Wasserlassen tagsüber und – noch lästiger – nachts sowie durch einen häufigen und manchmal quälenden Harndrang auf das Leiden aufmerksam. Schon bald kommt es bei ihnen auch zu Startschwierigkeiten beim Urinieren mit schwachem Harnstrahl und zu lästigem Nachträufeln. Meist stellt dann der Arzt nicht nur eine Größenzunahme der Prostata fest, sondern auch eine Verminderung des maximalen Harnflusses und eine Restharnbildung (eine Restmenge Urin, die nach dem Urinieren in der Blase verbleibt).

Die Symptome beim Wasserlassen

Die Symptome sind Schwankungen unterworfen

Das klinische Erscheinungsbild und die damit ver-
bundenen Symptome können von Patient zu Patient
ganz unterschiedlich sein und bleiben selbst bei ein
und demselben Patienten nicht konstant, das heißt
die Symptome sind Schwankungen unterworfen. Die
Beurteilung der Symptomatik bereitet somit gelegentlich Schwierigkeiten. Einen hilfreichen Ansatz
für den klinischen Schweregrad bietet die Stadieneinteilung nach Vahlensieck oder der Internationale
Prostata-Symptom-Score (dargestellt in Kapitel 10).

Einteilung der BPH nach Vahlensieck

Stadium I
- Keine Miktionsstörungen
(Miktion = Harnlassen, Blasenentleerung)
- Mehr oder weniger ausgeprägte BPH
- Maximaler Harnfluß größer als 15 ml/sec
- Kein Restharn
- Keine Trabekelblase
(auch Balkenblase genannt, eine stark erweiterte,
nicht mehr vollständig kontraktionsfähige Harnblase)

Stadium II
- Wechselnde Miktionsstörung
- Mehr oder weniger ausgeprägte BPH
- Maximaler Harnfluß größer als 10, aber kleiner als
15 ml/sec
- Kein oder geringer Restharn
- Keine oder beginnende Trabekelblase

Stadium III
- Permanente Miktionsstörung
- Maximaler Harnfluß kleiner als 10 ml/sec

- Restharn größer als 100 ml
- Trabekelblase

Stadium IV
- Permanente Miktionsstörung
- Mehr oder weniger ausgeprägte BPH
- Maximaler Harnfluß kleiner als 10 ml/sec
- Restharn größer als 100 ml
- Überlaufblase
- Harnstauung der oberen Harnwege

Die Ursachen sind noch nicht restlos aufgedeckt

Bis heute gibt es keine Klarheit über die Ätiologie (Ursachen) und Pathogenese (Krankheitsentwicklung) der benignen Prostatahyperplasie. Eine Vielzahl von Faktoren und Theorien wird diskutiert und in eine lebhafte Forschung einbezogen. Als sicher gilt nur, daß Hormone eine Rolle spielen, und zwar sowohl Androgene als auch Östrogene. Ein weiterer Risikofaktor ist das höhere Lebensalter. Altersbedingte Veränderungen des Verhältnisses zwischen Androgenen und Östrogenen werden dabei als pathogenetischer Faktor angenommen.

Ausgangspunkt für das übermäßige Wachstum ist das unter der Schleimhaut liegende (submukose) Gewebe am Blasenhals. Die Zellen beziehungsweise Drüsenzellengruppen fangen dort im vierten Lebensjahrzehnt an zu proliferieren, das heißt zu wuchern, und die Wucherung (Proliferation) setzt sich durch die ganze Prostata fort. Dadurch wird das eigentliche Prostatagewebe von innen her gleichsam abgeflacht und an die Prostatakapsel gedrückt.

Beginn der Wucherung am Blasenhals

Man kann die Prostata in diesem Zustand mit einer dickschaligen Orange vergleichen: Die dicke Schale

69

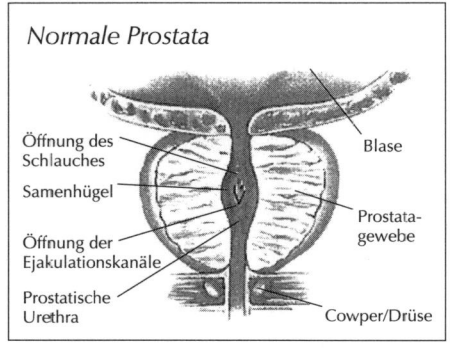

Normale Prostata

Öffnung des Schlauches
Samenhügel
Öffnung der Ejakulationskanäle
Prostatische Urethra
Blase
Prostata-gewebe
Cowper/Drüse

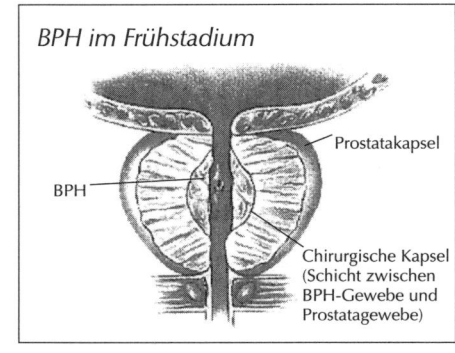

BPH im Frühstadium

BPH
Prostatakapsel
Chirurgische Kapsel (Schicht zwischen BPH-Gewebe und Prostatagewebe)

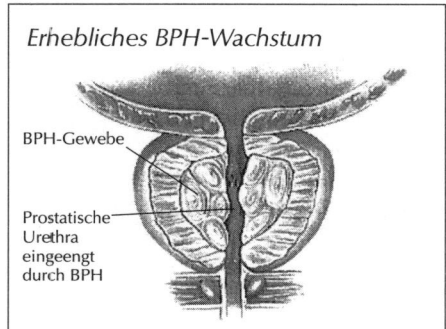

Erhebliches BPH-Wachstum

BPH-Gewebe
Prostatische Urethra eingeengt durch BPH

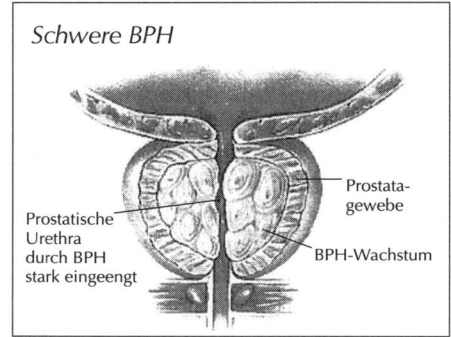

Schwere BPH

Prostatische Urethra durch BPH stark eingeengt
Prostata-gewebe
BPH-Wachstum

Verschiedene Stadien der benignen Prostatahyperplasie

Vergrößerung bis auf das Vierfache

ist das eigentliche Prostatagewebe, die hyperplastische Wucherung das Fruchtfleisch. Eine Vergrößerung der Prostata kann erstaunliche Dimensionen annehmen. Das Gewicht kann von normal 30 g bis zu 120 g und mehr betragen.

Behinderung durch Einengung oder Druck
Bei der Prostatavergrößerung können eine mechanische und eine funktionelle Komponente unterschieden werden, die beide gleichermaßen zur Behinde-

rung des Harnflusses führen. Bei der mechanischen Komponente resultiert die Abflußbehinderung aus einer direkten Einengung der Urethra (Harnröhre) durch die hyperplastische Prostata. Bei der funktionellen Komponente, die auch dynamische Komponente genannt wird, entsteht die Behinderung des Harnflusses auf Grund eines erhöhten Drucks, der von der glatten Muskulatur der Prostata und des Blasenhalses ausgeübt wird.

Der Druck, den die glatte Muskulatur ausübt, wird über Nerven, die sogenannten alpha-Adrenorezeptoren, bewirkt. Im Verlauf der Prostatavergrößerung nimmt die Dichte, das heißt die Anzahl dieser Nervenfasern, ebenso zu wie deren Empfindlichkeit. Über eine ständige Aktivierung dieser Nerven führt dies zu einem Zusammenziehen der glatten Muskulatur, wodurch sich der Druck in der Prostata an der Prostatakapsel, in der Harnröhre im Prostatabereich sowie am Blasenboden erhöht. Als Folge steigt der Widerstand in der Harnröhre und eine quälende Abflußbehinderung wird verstärkt. Durch die erhöhte Aktivität dieser Nerven nimmt am Harnblasenmuskel die Entspannung ab, die normalerweise durch andere Nervenfasern herbeigeführt wird, und der Druck im Blasenhals steigt weiter. Dies spürt dann der Patient, indem er häufig zur Toilette gehen muß, auch wenn nur wenig Wasser in der Blase ist.

Nerven namens Alpha-Adrenorezeptoren bewirken den Druck

Das Verhältnis zwischen Prostatagröße und klinischen Beschwerden

Auch der Zusammenhang zwischen Prostatavergrößerung und Harnabflußbehinderung ist wissenschaftlich noch nicht völlig geklärt. Jedoch besteht ein enges Verhältnis zwischen Prostatagröße und den

71

klinischen Beschwerden. Je größer das Ausmaß der Verengung ist, desto drastischer sind die Einschränkungen der Harnflußraten. Zwischen der Größe der Prostata und der Ausprägung der vom Patienten wahrgenommenen Symptome besteht aber nicht unbedingt ein Zusammenhang. Das heißt: Patienten mit großer Prostata müssen nicht immer auch Beschwerden haben und umgekehrt.

Obstruktive und irritative Symptomatik

Gewöhnlich wird bei der Prostatahyperplasie zwischen einer obstruktiven (durch Verschluß herbeigeführten) und einer irritativen (durch Reizung herbeigeführten) Symptomatik unterschieden. Zu den durch die rein mechanisch bedingte Einengung der Urethra hervorgerufenen obstruktiven Symptomen gehören: Abgeschwächter Harnstrahl, verzögerter Miktionsbeginn, Unterbrechung des Harnstrahls, verlängerte Entleerungszeit, terminales Harnträufeln. Irritative Symptome werden durch eine Instabilität des Detrusors ausgelöst. Detrusor nennt man die Muskulatur, die die Entleerung der Harnblase bewirkt. Solche Symptome sind: die Pollakisurie (häufige Entleerung kleiner Harnmengen), Nykturie (vermehrtes nächtliches Wasserlassen), imperativer Harndrang (der sich nicht zurückhalten läßt), Dysurie (erschwerte, schmerzhafte Harnentleerung), Gefühl der unvollständigen Blasenentleerung.

Oft werden die ersten Symptome verdrängt

Da die benigne Prostatahyperplasie (BPH) anfangs mit nur wenig störenden Symptomen einhergeht, nehmen die meisten Männer die Anfangsbeschwerden geduldig und verdrängend zugleich hin. Will man jedoch einer möglichen Entwicklung entgegenwirken, sollte man diese ersten Symptome ernst nehmen und

72

vorbeugende Maßnahmen ergreifen, denn sonst kann es irgendwann in extremen Fällen zu verschiedenen Ektasien (Erweiterungen) der Blase, des Harnleiters, des Nierenbeckenkelchsystems und zu einer Harnstauungsniere kommen und an diesem Ende kann eine schleichende Urämie, eine Niereninsuffizienz mit Harnvergiftung stehen. Dabei ist es so einfach, einer Prostatahyperplasie vorzubeugen, wenn man rechtzeitig genug damit anfängt. Wie wirksam so etwas sein kann, wird in den folgenden Kapiteln ausführlich beschrieben.

Auch extreme Folgen bis zur Harnvergiftung sind möglich

Prostatacarcinom: Ein maligner Tumor

Eine Frage beschäftigt manche Männer mit einer benignen Prostatahyperplasie (BPH): Ob sich daraus auch Krebs entwickeln kann. Die Antwort darauf ist eindeutig: Nein, die BPH ist kein Vorstadium eines Prostatacarcinoms. Es kommt zwar vor, daß bei Männern, die wegen einer BPH operiert werden, in den Gewebeproben Krebszellen nachgewiesen werden. Das ist aber nichts als Zufall.

In Deutschland erkranken jährlich circa 22 000 Männer neu an Prostatakrebs. Das Prostatacarcinom nimmt nach Lungenkrebs die zweite Stelle der Krebshäufigkeit ein. Bei Männern unter 40 Jahren ist das Prostatacarcinom allerdings eher selten. Bis zum 60. Lebensjahr sind nur etwa acht Prozent der Männer betroffen. Dann jedoch gehen die Zahlen steil nach oben. So haben Serienuntersuchungen an Verstorbenen ergeben, daß circa 25 Prozent aller Männer in höherem Alter ein sogenanntes ruhendes Prostatacarcinom hatten. Ruhend bedeutet in diesem Fall, daß

Jährlich 22 000 neue Fälle von Prostatakrebs

der Krebs nur sehr langsam wuchert, was aber nicht ausschließt, daß er jederzeit in ein bedrohliches malignes Stadium übergehen kann.

Das Carcinom macht oft viele Jahre keine Beschwerden

Prostatakrebs hat in der Regel eine ziemlich lange Entwicklungszeit, meist einige Jahrzehnte. Ein vorhandener Krebs kann deshalb über viele Jahre beschwerdefrei bleiben. In vier von fünf Fällen entsteht das Carcinom im dorsalen (rückseitigen) Bereich der Prostata und macht sich erst spät durch Druck auf andere Organe bemerkbar. Ein Bluttest, der sogenannte PSA-Test, kann zwar frühzeitig darauf hinweisen. Häufig löst aber gerade dieser Bluttest falschen Alarm aus und versagt zudem auch oft bei der Erkennung kleinerer Geschwülste. Auch die rektale Untersuchung bietet keine absolute Sicherheit, ein Prostatacarcinom zu erkennen. Wenn jemand Prostatakrebs hat, kann dies sein Leben bedrohen, muß es aber nicht. Die Mortalität liegt bei 25 Prozent. Häufig wächst der Krebs so langsam, daß der Betroffene eher an einer anderen Krankheit stirbt als an Prostatakrebs.

Falscher Alarm durch den PSA-Test

»Kreuzschmerzen« als Hinweis auf Metastasen

Eine unangenehme Eigenschaft des Prostatacarcinoms ist, daß es früh zu Metastasierung neigt, das heißt es bilden sich sogenannte »Tochtergeschwülste«, die durch Verschleppung von Tumorzellen an anderer Stelle im Organismus entstehen. Betroffen können davon das Knochenskelett, der Beckenknochen oder die regionalen Lymphknoten sein. Irgendwann machen sich Metastasen durch »Kreuzschmerzen« oder auch durch »rheumatische Schmerzen« bemerkbar.

Frühe Neigung zur Bildung von Tochtergeschwülsten

Sie haben indessen mit »Rheuma« nicht das geringste zu tun, sondern sind nicht selten sogar das erste Symptom eines Prostatacarcinoms. Wegen des langsamen Wachstums treten Beschwerden beim Wasserlassen erst relativ spät auf. (Ausführliches über die Diagnose lesen Sie im nächsten Kapitel.)

Faktoren, die zur Krebskrankheit führen

Erbliche Anlagen spielen beim Prostatacarcinom keine Rolle. Es gibt keine gesicherten Fakten über die Ätiologie dieser Krebsart, das heißt, man weiß die genauen Ursachen nicht. Man kennt aber einige Faktoren, die dann in der Summe zur Krebskrankheit führen, zum Beispiel Mangel an Antioxidantien, das Alter und hormonelles Ungleichgewicht. Die Ernährung spielt eine Rolle; als mitverursachend gilt vor allem eine fettreiche Nahrung mit einem hohen Anteil tierischer Fette. Schwieriger ist, den Einfluß von Umweltfaktoren, beispielsweise von Schadstoffen wie Cadmium etc. oder Strahlen- und Radioaktivität, einzuschätzen. Streß und seelische Belastungen spielen ebenfalls als Risikofaktoren eine schwer einzuschätzende Rolle.

Mitverursacher: Mangel an Antioxidantien und zuviel tierische Fette

Prostatitis: Eine entzündliche Erkrankung

Prostatitis ist eine entzündliche Erkrankung der Prostata. Sie wird meist durch eine bakterielle Infektion hervorgerufen und trifft am häufigsten Männer zwischen 20 und 40 Jahren, das heißt in der sexuell aktivsten Phase. Überwiegend liegt bei den betroffenen Männern eine Abwehrschwäche vor, die heute durch Untersuchung der Abwehrmechanismen abgeklärt werden kann, so daß dann eine ursächliche Behand-

Hauptbetroffene: Männer in der sexuell aktivsten Phase

75

Chronische Herde oder die Zähne können mitbeteiligt sein

lungsmöglichkeit besteht. Ein naturheilkundlich ausgerichteter Arzt kann für die Patienten die richtige Adresse sein; Zähne, chronische Herde oder eine gestörte Darmflora können ebenso beteiligt sein wie eine außerordentliche psychische Belastung. Die Prostatitis kann akut auftreten und chronisch werden. Es gibt auch eine abakterielle Form, die etwa durch Mikroverletzungen der Prostata verursacht wird, zum Beispiel beim Radfahren.

Die typischen Symptome einer Entzündung

Die ersten Anzeichen einer Prostatitis sind Spannungsgefühle und Schmerzen im Dammbereich, begleitet von häufigem Harndrang mit gleichzeitigen Beschwerden beim Wasserlassen. Der Harn kann dabei Eiter und Blut enthalten. Die Schmerzen strahlen in Leisten und Geschlechtsorgane aus. Schließen

Von der akuten in die chronische Prostatitis

sich dann noch Fieber, Schüttelfrost und ein ausgeprägtes Mattigkeitsgefühl an, ist die Krankheit bereits fortgeschritten.

Wenn die Entzündung nicht ausreichend behandelt wird, kann sie chronisch werden. Juckreiz im Penis, Ausfluß, Druckgefühl oder Schmerzen in der Dammgegend sind dann die Folge. Die Infektion kann sich auch ausweiten, und zwar auf die Samenbläschen, die Nebenhoden und die Harnröhre. In seltenen Fällen kann eine Prostatitis außerdem zu Störungen der Fruchtbarkeit und Potenz führen. Und: Die chronisch entzündete Prostata kann selbst zum Herd werden und andere Störungen und Erkrankungen nach sich ziehen.

Erreger, die zur Prostatitis führen

Einer der Gründe für die bakterielle Infektion kann mangelnde Hygiene sein. Bei den Prostatitiskeimen handelt es sich meist um Darmbakterien (höchst gefährlich ist deshalb vor allem ungeschützter Analverkehr). Seltener kann es sich auch um Chlamydien oder Trippererreger handeln, die beim Geschlechtsverkehr übertragen werden können. Entzündungen durch Viren und Pilze kommen ebenfalls vor, sind aber eher selten. Auf mögliche Mikroverletzungen reagiert die Prostata unter Umständen mit Schmerzen und Schwellungen, bei Dauerbelastung auch mit Entzündung. Auch Kälte und Nässe können Prostatitis fördern.

Kommen Männer zwischen 20 und 40 Jahren mit Prostatabeschwerden zum Arzt, handelt es sich nur in circa 30 Prozent der Fälle um eine echte Prostatitis, weitere 30 Prozent leiden an einem Genitoanalsyndrom, das nichts mit der Prostata zu tun hat, wohl aber ähnliche Symptome wie die Prostatitis hervorrufen kann. Die verbleibenden 40 Prozent leiden an einer Prostatopathie.

Echte Prostatitis, Genitoanalsyndrom oder Prostatopathie?

Prostatopathie: Eine Funktionsstörung

Eine Prostatopathie, auch Prostatodynie genannt, kann leicht mit einer Prostatitis verwechselt werden. Denn ihre Symptome sind denen einer Prostatitis sehr ähnlich: Juckreiz im Penis, Schmerzen und Druckgefühl im Bereich des Damms, im Enddarm oder im Bereich oberhalb der Behaarung der Schamgegend. Der Unterschied zur Prostatitis liegt darin, daß keine Infektion mit Bakterien nachgewiesen werden kann. Das Organ selbst ist gesund und normal funktionsfähig, schmerzt aber trotzdem und kann dem Betroffenen das Leben zur Hölle machen. Es handelt sich

Keine Infektion mit Bakterien nachweisbar

77

Reaktion auf Streß und andere Probleme

dabei um eine sogenannte funktionelle Störung. In einigen Studien konnte auch eine psychische Belastung gezeigt werden.

Häufig ist die Prostatopathie lediglich eine Reaktion auf Streß und auf Probleme in anderen Bereichen des Körpers. Wenn es gelingt, solche Probleme durch geeignete Maßnahmen zu erkennen und zu beheben oder abzuschwächen, bessern sich in fast 90 Prozent der Fälle auch die Beschwerden einer Prostatopathie.

10 Die Diagnose – rasch und zuverlässig

**Auch wenn man keine Anzeichen einer Prostata-
erkrankung an sich bemerkt, sollte man von dem
Angebot Gebrauch machen, sich ab einem Alter von
40 Jahren vorsorglich untersuchen zu lassen. Denn
die Hyperplasie oder das Carcinom bereiten in frühen
Stadien oft noch keine Beschwerden. Nur der Arzt
kann dann gegebenenfalls schon einen Befund ermitteln. Für die Diagnose steht eine ganze Reihe von
Methoden zur Verfügung, die je nach Bedarf eingesetzt werden können und die für den Patienten
weitestgehend unbelastend sind.**

Da Prostataleiden mit zunehmenden Alter häufiger
werden, tut man gut daran, sich vom 40. Lebensjahr
an regelmäßig in größeren Abständen – zum Beispiel
etwa ein bis zweimal jährlich – vorsorglich untersuchen zu lassen. Vorsorglich bedeutet wohlgemerkt:
Untersuchung auch dann, wenn noch keine Anzeichen oder Symptome einer Erkrankung vorhanden
sind. Prostatahyperplasie und Prostatacarcinom entwickeln sich schleichend, nur der Arzt kann die frühen
Stadien feststellen. Der optimale Erfolg einer Therapie
liegt in der Früherkennung. Eine grobe Checkliste
kann helfen, erste persönliche Hinweise zu liefern.

*Vorsorgliche
Untersuchung
auch ohne
Beschwerden*

Symptome der Prostatahyperplasie sind:
- Häufiges Wasserlassen mit entsprechend geringeren Urinmengen
- Häufiges (mehr als einmal) nächtliches Wasserlassen
- Ständiger Harndrang
- Imperativer Harndrang (Druck, der es unmöglich macht zu warten)
- Schmerzhaftes Wasserlassen
- Schwacher Harnstrahl
- Nachträufeln
- Verzögerter Miktionsbeginn
- Intermittierender (unterbrochener) Harnstrahl
- Gefühl einer unvollständigen Entleerung der Blase

Symptome eines Prostatacarcinoms sind:
- Probleme beim Wasserlassen wie bei der BPH
- Startschwierigkeiten
- Plötzliche Unfähigkeit zu urinieren
- Fieber
- Frösteln
- Bauchschmerzen mit Urinabgang
- Blut im Urin
- Kreuzschmerzen
- Gelenk- oder Muskelschmerzen
- schmerzhafte Ejakulation
- Blutiges Sperma

Nehmen Sie die Symptome ernst

Prostatabeschwerden werden von der Mehrzahl der Männer unterschätzt und gerne als »normale, altersbedingte Männerbeschwerden« angesehen.

Angst vor eventuellen Konsequenzen wie Potenzverlust, Inkontinez und andere verstümmelnde
Nebenwirkungen spielen dabei eine große Rolle.
Diese Angst ist unbegründet, da heute auch milde
und wenig aggressive Behandlungen zur Verfügung stehen, von denen vor allem die Hyperthermie zu erwähnen ist, da sie bei allen Prostataerkrankungen mit gutem Erfolg eingesetzt werden kann. In
jüngster Zeit hat man sich wieder auf natürliche und
weniger aggressive Therapiemethoden besonnen.
Das sollte vor allem den Betroffenen die Angst nehmen.

*Angst vor Neben-
wirkungen ist
unbegründet*

Generell kann der Hausarzt alle notwendigen Untersuchungen durchführen. Falls aber Symptome auftreten, die beunruhigend sind, ist es sicher auch nicht
falsch, gleich zum Urologen zu gehen. Man sollte alle
therapeutischen Vorschläge des Urologen auch mit
dem Hausarzt oder mit erfahrenen Freunden oder
Institutionen, in denen eventuell auch eine andere
Meinung vertreten wird, besprechen. Ärzte, die über
Kenntnis in Naturheilverfahren verfügen, können sehr
häufig weiterhelfen, auch wenn andere Therapien
versagen. Vielen, besonders den Schulurologen, fehlen diese Kenntnisse.

*Therapeutische
Vorschläge gut
überlegen*

Am Anfang steht die Anamnese

Jede Diagnose beginnt mit einer ausführlichen Anamnese, also mit der Krankengeschichte. Dabei ist es
wichtig, den Arzt so umfassend wie möglich zu informieren. Neben den aktuellen Beschwerden, dem
Beginn und der Dauer gehören auch dazu: frühere
Krankheiten, andere Krankheiten und ihre Behandlung, auch das familiäre und soziale Umfeld, Lebens-
gewohnheiten und der Sex.

Sieben Fragen nach den Beschwerden

Bei der Beurteilung und der nachfolgenden Therapieentscheidung hilft dem Arzt der »Internationale Prostata-Symptom-Score (I-PSS)«. Er besteht aus sieben Fragen. Sie müssen sie auf einer Skala von 0 bis 5 nach Ihrer eigenen Beobachtung und Einschätzung beantworten.

Internationaler Prostata-Symptom-Score (I-PSS)

Die Fragen

1. Wie oft während des letzten Monats hatten Sie das Gefühl, daß Ihre Blase nach dem Wasserlassen nicht ganz entleert war?
2. Wie oft während des letzten Monats mußten Sie in weniger als zwei Stunden ein weiteres Mal Wasserlassen?
3. Wie oft während des letzten Monats mußten Sie beim Wasserlassen mehrmals aufhören und wieder neu beginnen?
4. Wie oft während des letzten Monats hatten Sie Schwierigkeiten, das Wasserlassen hinauszuzögern?
5. Wie oft während des letzten Monats hatten Sie einen schwachen Strahl beim Wasserlassen?
6. Wie oft während des letzten Monats mußten Sie pressen oder sich anstrengen, um mit dem Wasserlassen zu beginnen?
7. Wie oft sind Sie während des letzten Monats im Durchschnitt aufgestanden, um Wasser zu lassen? Maßgebend ist der Zeitraum vom Zubettgehen bis zum Aufstehen am Morgen!

Die Testauswertung

	niemals	seltener als in einem von fünf Fällen	seltener als in der Hälfte aller Fälle	ungefähr in der Hälfte aller Fälle	in mehr als der Hälfte aller Fälle	fast immer
1.	0	1	2	3	4	5
2.	0	1	2	3	4	5
3.	0	1	2	3	4	5
4.	0	1	2	3	4	5
5.	0	1	2	3	4	5
6.	0	1	2	3	4	5

	niemals	einmal	zweimal	dreimal	viermal	fünfmal oder mehr
7.						
	0	1	2	3	4	5

Beurteilt wird je nach Schweregrad oder Häufigkeit mit der entsprechenden Punktzahl. Daraus ergibt sich ein I-PSS zwischen 0 und 35 Punkten:

- Ein Gesamtwert bis 7 Punkte entspricht einem geringen Leidensdruck.
- 8 bis 18 Punkte deuten auf eine mittlere Beeinträchtigung hin.
- Bei mehr als 18 Punkten muß man von einer schweren Beeinträchtigung sprechen.

Aus dem Ergebnis können diagnostische und therapeutische Schritte eingeleitet werden. Man kann selbstverständlich den I-PSS auch schon vor dem Gang zum Arzt machen, um sich darüber klar zu werden, wie dringlich ein Arztbesuch ist. Vorsorgeuntersuchungen ab 40 sind auch, wenn keine Beschwerden vorliegen, sinnvoll, um die Prostatagesundheit zu erhalten.

Selbstprüfung: Wie dringend ist der Arztbesuch?

Digital-rektale Untersuchung

Die DRU gibt erste Auskünfte

Für die Früherkennung eines Prostataproblems in der Vorsorge gibt es eine einfache Untersuchung: Die digital-rektale Untersuchungsmethode (abgekürzt DRU). Im Rahmen der gesetzlichen Vorsorge wird sie ab dem 40. Lebensjahr durchgeführt.

Ist die Prostata nicht auffällig, genügt die DRU. Die DRU steht am Anfang jeder diagnostischen Maßnahme, wenn Beschwerden in diesem Bereich vorliegen.

Mit dem Finger an die Prostata

Digital bedeutet »mit dem Finger«, rektal »im After«. Genau gesagt führt der Arzt seinen Finger in den Mastdarm ein, um die Prostata abzutasten. Der Patient sollte vorher seine Blase und den Darm entleert haben. Der Arzt streift eine Gummi- oder Plastikhülle über seinen Zeigefinger und fettet sie gut ein. Dann bittet er den Patienten, eine entsprechende Haltung einzunehmen: Entweder stehend mit nach vorne gebeugtem Oberkörper oder liegend mit angezogenen Knien oder auch in der Knie-Ellenbogen-Lage. Bei bettlägerigen Patienten kann die DRU auch in der Seitenlage durchgeführt werden.

Die DRU: Im allgemeinen schmerzfrei

Der Arzt führt nun den Finger in den Mastdarm ein. Wenn der Patient bei der Überwindung des Schließmuskels wie beim Stuhlgang etwas preßt, treten dabei keinerlei Schmerzen auf. Er sollte so entspannt wie möglich sein, damit es zu keiner reaktiven Abwehrspannung kommt. Die Untersuchung ist im allgemeinen schmerzfrei, es kann durch den tastenden Finger ein gewisses Harndranggefühl ausgelöst werden. Bei Patienten, die Hämorrhoiden, Entzündungen oder einen engen Analkanal haben, können gelegentlich Schmerzen beziehungsweise ein unangenehmes Gefühl auftreten.

Schon in etwa fünf Zentimetern Tiefe stößt der Finger auf die Prostata. Der Arzt kann mit seinem Finger die seitlichen und oberen Teile der Prostata genau abtasten. Dabei können die folgenden Befunde gewonnen werden.

Was der Finger alles ertasten kann

Prostatahyperplasie: Die Prostata ist mehr oder weniger vergrößert, hat eine glatte Oberfläche sowie eine derb-elastische Beschaffenheit, sie ist seitlich und nach oben gut abgrenzbar und sie fühlt sich an wie etwa der kontrahierte Muskel des Daumenballens oder wie die Nasenspitze. Ein solches Organ ist fast nie schmerzhaft bei mäßigem Druck.

Prostatacarcinom: Beim Prostatakrebs fühlt sich die Prostata hart-höckerig an wie ein Fingerknöchel, ist aber ebenfalls meist schmerzlos beim Abtasten. Die Oberfläche ist nicht mehr glatt und eben, auch nicht mehr derb-elastisch wie beim Adenom, sondern richtig hart. Bei fortgeschrittenen Krebsen sind keine seitlichen oder oberen Abgrenzungen mehr gegeben, auch fehlt die sonst vorhandene Verschiebbarkeit des Organs gegen die Unterlage, etwa beim Pressen oder Husten. Bei dieser Untersuchung kann sogar gesagt werden, wie weit der Krebs schon fortgeschritten ist, ob nämlich die angrenzenden Samenblasen, der Darm und angrenzende Teile noch frei oder schon durchdrungen sind.

Derb-elastisch oder hart-höckerig

Prostatitis: Das wichtigste Indiz bei der Entzündung der Prostata ist der Schmerz. Diese Krankheit verläuft allerdings in Schüben, das heißt: Zeitweise spürt der Betroffene gar nichts, zeitweise kann er ohne Schmerzen nicht einmal richtig sitzen. Im akuten Stadium ist

85

Abtasten mit aller Vorsicht

der ganze Bereich so empfindlich, daß der Arzt mit dem Finger gar nicht in den Darm eindringen kann. Meist jedoch läßt sich das Organ mit aller Vorsicht gut untersuchen. Eine entzündete Prostata ist mehr oder weniger vergrößert, aber im Gegensatz zum Adenom viel weicher und schwammiger, vergleichsweise etwa wie die weiche Innenseite des entspannten Unterarms. Es besteht eine gewisse Druckschmerzhaftigkeit, im akuteren Stadium mehr, im chronischen Zwischenstadium weniger. Angemerkt werden sollte, daß die Prostatitis zwar ein Leiden der jüngeren Männer ist, daß sie aber auch in Kombination mit BPH in jedem Alter vorkommen kann.

Auch der Mastdarm wird untersucht

Bei der rektalen Untersuchung wird aber nicht nur die Prostata, sondern auch der Mastdarm untersucht, dies dient auch zur Früherkennung von Veränderungen im Analbereich.

Blutungen aus dem Darm

Ein Mastdarmkrebs fühlt sich im allgemeinen geschwürig-hart an. Durch die Berührung kommt es leicht zu Blutungen, erkennbar am Belag des Fingers.
Innere Hämorrhoiden hingegen sind meist nur mit den Augen oder dem Endoskop erkennbar.
Wenn Patienten Blutungen aus dem Darm haben, muß immer mit dem Proktoskop, noch besser mit dem Rektoskop oder Coloskop untersucht werden.

Eine aufschlußreiche und zugleich harmlose Methode

Die digital-rektale Untersuchung (DRU) ist also eine äußerst wichtige und aufschlußreiche Methode. Und sie ist völlig harmlos für den Patienten. Ängste vor dieser Untersuchung sind unbegründet. Innerhalb weniger

Minuten kann vieles abgeklärt werden und es können Befunde erhoben werden, die sogar Leben retten können. Nicht ohne Grund wurde die DRU von den Krankenkassen als Vorsorgeuntersuchung in ihre Leistungen aufgenommen. Man sollte also durchaus Gebrauch von diesem Angebot machen! Nach der DRU kann dann, falls ein Befund erhoben wurde, entschieden werden, ob weitere Untersuchungen nötig sind.

Sonographie

Es ist ein enormer Fortschritt, daß uns seit geraumer Zeit die Sonographie, auch Ultraschall genannt, zur Verfügung steht. Denn diese diagnostische Methode ist völlig schmerzlos und belastet den Patienten nicht. Sie gibt als Ergänzung zur digital-rektalen Untersuchung weitere brauchbare Auskünfte.

Ultraschall: Völlig schmerzlos und unbelastend

Ultraschall bedeutet: Die Schallwellen haben eine solch hohe Frequenz, daß sie vom menschlichen Ohr nicht mehr wahrgenommen werden. (Die für den Menschen hörbaren Frequenzen reichen bis zu 20 000 Hertz = Schwingungen pro Sekunde; medizinisch eingesetzter Ultraschall hat Schwingungen von mehr als einer Million). Bei der Sonographie wird der Schallkopf auf die zu untersuchende Körperpartie aufgesetzt. Aus dem Schallkopf dringen die Schallwellen in den Körper und werden je nach Beschaffenheit und Dichte der Organe als Echo zurückgeworfen. Im Schallkopf werden diese Echos in Impulse umgewandelt und vom Computer zu einem Bild aufgebaut, das dann auf einem Bildschirm sichtbar wird. Durch Verschiebung des Schallkopfes können die verschiedensten Schnittebenen betrachtet und analysiert werden.

Der Ultraschall gibt weitere Informationen

Für die Untersuchung der Prostata ist der Ultraschall besonders gut geeignet. Hierdurch erhält man eine Reihe zusätzlicher Informationen über Form, Größe und Gewebestruktur der Prostata. Es kann zum Beispiel eine Größenbestimmung in ml vorgenommen werden oder typische pathologische Veränderungen lassen sich im Bild festhalten, zum Beispiel auch Organüberschreitungen beim Prostatacarcinom. Mit der Sonographie läßt sich auch leicht und zuverlässig die Menge des Restharns bestimmen.

Informationen über Form, Größe und Gewebestruktur

Die genaue Bestimmung des Restharns

Unter Restharn versteht man die Urinmenge, die nach dem Wasserlassen in der Blase bleibt. Einer der Hauptgründe für die Restharnbildung ist die benigne Prostatahyperplasie. Die Menge des Restharns ist ein Indiz für die Schwere der Vergrößerung. Restharn kann auf Dauer auch für die Harnwege und die Nieren gefährlich werden und sollte deshalb behandelt werden. Die früher angewandte Methode zur Restharnbestimmung war für den Patienten weniger angenehm. Dazu wurde ein Katheter (Sonde) durch die Harnröhre in die Blase eingeführt. Vorher hatte der Patient seine Blase so weit wie möglich zu entleeren. Die über den Katheter entleerte Urinmenge ist der Restharn und konnte so exakt bestimmt werden. Doch in aller Regel läßt sich heute der Restharn durch Ultraschall messen.

Restharn kann auf die Dauer gefährlich werden

Transrektale Untersuchung zur Abgrenzung

Es gibt natürlich noch weitere speziellere Ultraschalluntersuchungen wie beispielsweise die transrektale Untersuchung, bei der eine Sonde in das Rektum oder durch die Urethra (Harnröhre) eingeführt wird. Bei der Prostatahyperplasie ist sie vielleicht nicht immer nötig. Sie wird jedoch eingesetzt, wenn es gilt, ein Adenom von einem Carcinom abzugrenzen, und wenn ein Carcinom, das durch die digital-rektale Untersuchung nicht eindeutig ermittelt werden konnte, genau lokalisiert werden muß. Auch diese Methode wird so ausgeführt, daß sie relativ schmerzarm ist.

In der überwiegenden Mehrzahl verbirgt sich hinter der Angabe »Harnentleerungsstörung des alternden Mannes« eine benigne Prostatahyperplasie. Es muß jedoch immer ausgeschlossen werden, daß keine Funktionsstörung der Blase oder Tumorerkrankung der Blase, periphere Harnröhrenerkrankungen oder ein Prostatacarcinom vorliegen. Sorgfältige Untersuchungen sichern die Diagnose.

Störungen der Harnentleerung sind meist gutartig

Röntgen

Die Röntgenuntersuchung gehört in der Urologie zum Standard. Anders als bei der Sonographie lassen sich mit ihr pathologische Veränderungen am Knochensystem, verkalkte Lymphknoten oder andere Verkalkungen erkennen. Grobe Auskünfte gibt auch die sogenannte Übersichtsaufnahme, bei der der Bauchraum geröntgt wird. Spezielle Röntgenaufnahmen wie etwa das Ausscheidungsurogramm sagen etwas über die Nierenfunktion, Nierensteine etc. aus. Hierbei ist es notwendig, ein Kontrastmittel zu injizieren. Prostata, Blase, Harnleiter und Nieren können dann dargestellt werden. Lymphknoten und Lymphgefäße lassen sich mit der Lymphographie darstellen.

Spezielle Aufnahmen helfen weiter

Mit Röntgenuntersuchungen und Sonographien kann heute nicht nur das Ausmaß der vergrößerten Prostata festgestellt werden, sondern auch das Ausmaß der funktionellen und morphologischen Veränderung des Harntraktes. Vor allem aber können andere urologische Probleme ausgeschlossen beziehungsweise erkannt werden.

Die Gefährdung durch Radioaktivität ist unbedenklich

Die Untersuchung durch Röntgenstrahlen wird heute von einigen Patienten mit Skepsis betrachtet. Viele sind sensibler gegenüber Strahlenbelastung geworden. Die Sensibilität richtet sich vor allem auf die Kernkraftwerke und die Röntgenstrahlen, aber auch andere Quellen wie etwa die natürliche Radioaktivität (Sonne etc.), Fernsehgeräte, Leuchtstoffe etc. werden zunehmen.

Moderne Geräte reduzieren die Belastung

Im medizinischen Bereich ist die Gefahr erkannt. So hat man dank moderner Geräte die Belastung in der Diagnostik auf ein vertretbares Maß reduziert, so daß die Gefährdung durch Radioaktivität im medizinischen Bereich als gering einzuschätzen ist. Sie ist auch dann noch unbedenklich, wenn eine ganze Reihe von Aufnahmen gemacht werden müssen. Patienten können sich heute also unbesorgt röntgen lassen.

Computertomographie, Kernspintomographie, Szintigraphie

Zwei neuere bildgebende Verfahren sind die Computertomographie (CT) und die Kernspintomographie (MRI). Ein großer Vorzug der CT, die den zu untersuchenden Bereich querschnittweise erfaßt, ist es, daß sie auch den Zusammenhang mit benachbarten Organen zu erkennen gibt. Vergleichbares gilt für MRI. Beide Methoden lassen weitere Rückschlüsse auf Tumoren und Metastasen zu und geben wichtige Hinweise auf das Stadium der Krebsentwicklung.

Von den diagnostischen bildgebenden Verfahren ist auch die Szintigraphie zu nennen. Hierbei werden Radioisotope verwendet. Sie wird meist zur Erkennung von die Knochenmetastasen eingesetzt.

Endoskopie/Cystoskopie

Endoskopie bedeutet soviel wie »Hineinschauen«. Die endoskopische Untersuchung geschieht mit den verschiedensten röhren- oder schlauchförmigen Instrumenten, die mit einem optischen System (Objektiv, Okular, Licht) ausgestattet sind.
Für Prostataerkrankungen relevant ist vor allem die Cystoskopie, die Blasenspiegelung. Untersucht werden dabei unter Narkose Harnröhre, Prostata und Blaseninneres. Die Cystoskopie ist allerdings nur in einer Minderzahl von Fällen notwendig.

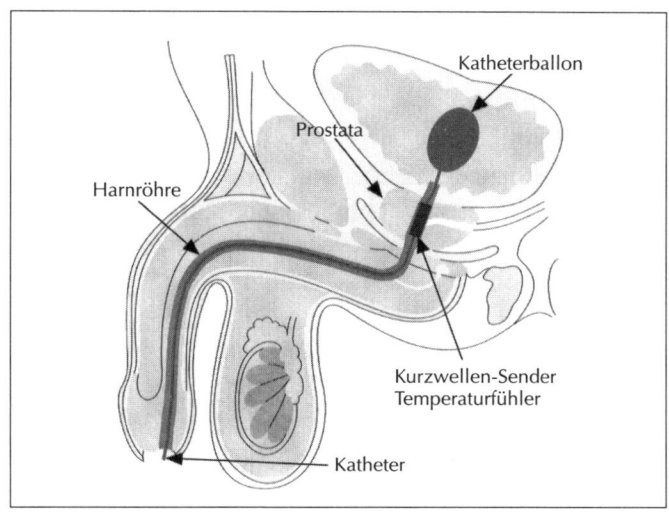

Funktionsprinzip TURF: Mittels Katheter und über eine Sonde wird therapeutische Wärme zugeführt.

91

Biopsie

Nur bei Verdacht auf ein Carcinom

Unter Biopsie versteht man die Entnahme einer Gewebsprobe, um sie histologisch, das heißt auf Krebs untersuchen zu können. Die Biopsie ist angezeigt, wenn der Verdacht auf ein Carcinom abgeklärt werden muß. Sie ist dann die sicherste Methode. Es besteht ein gewisses, allerdings sehr kleines Risiko, daß durch die Biopsie Tumorzellen ausgestreut werden können. Es wird in bestimmten Fällen in Kauf genommen, wenn anders keine sichere Diagnose möglich wäre.

Uroflowmetrie

Aussagekräftige Messung des Harnstrahls

Uroflow ist das Fachwort für Harnstrahl. Uroflowmetrie bedeutet also »Harnstrahlmessung«. So einfach diese diagnostische Maßnahme zu sein scheint, so aussagekräftig ist sie doch für den Arzt. Denn obwohl die Patienten bei der Erstkonsultation Beschwerden beim Wasserlassen angeben – bekanntlich das auffälligste Symptom für sie –, lassen sich die Miktionsbeschwerden doch nicht ganz objektiv erfassen. Zur Abklärung der Beschwerden wird immer eine Uroflowmetrie durchgeführt.

Die genaue Vermessung des Harnflusses
Gemessen werden:
1. Wie lange dauert es, bis die maximale Flußrate erreicht ist, beziehungsweise welche Intensität der Startverzögerung bis zur Miktion liegt vor (Flowanstiegszeit).
2. Wie stark ist die maximale Flußrate?

3. Wie groß ist die durchschnittliche Flußrate während der gesamten Miktion?

4. Wie lange braucht der Patient, bis die Blase entleert ist?

5. Wieviel Harn entleert der Patient, woraus man auf die funktionelle Kapazität der Blase und damit auf die Behinderung schließen kann?

6. Das Profil der Harnflußkurve (die einzelnen Phasen und ihre Werte werden in Form einer Kurve dargestellt).

Auf die »Flußrate« kommt es an

Der Normalwert für das maximale Sekundenvolumen liegt beim gesunden Mann zwischen 20ml/sec (beim älteren Mann 15) und 50 ml/sec, der für den mittleren Flow bei 10 ml/sec oder darüber. Alle Werte, die dar-

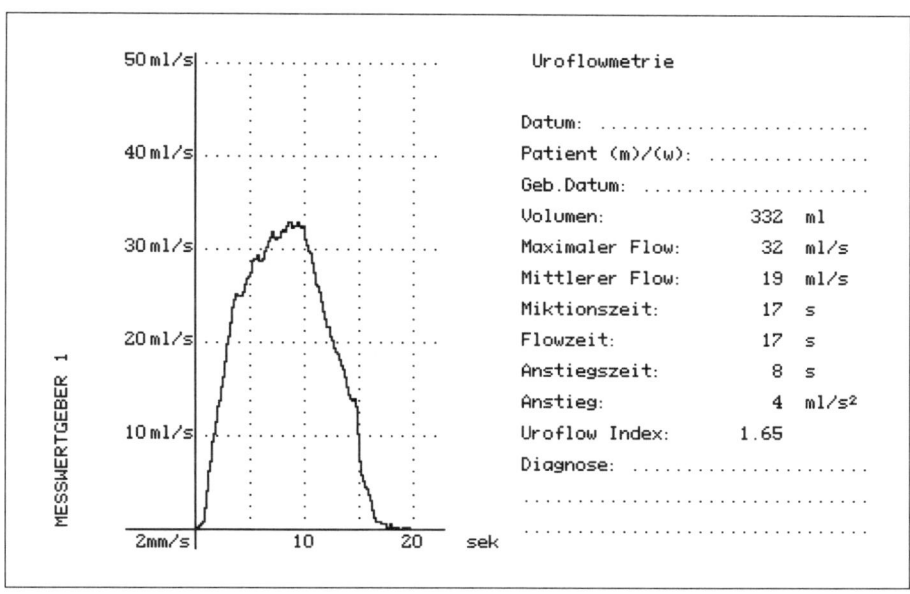

Uroflowmetrie: Die einzelnen Phasen der Miktion werden gemessen und graphisch dargestellt. Daraus lassen sich genaue Schlüsse auf den Grad der Behinderung ziehen.

93

Indizien für pathologische Veränderungen

unter liegen, sind ein sicheres Indiz für pathologische Veränderungen. Da die Uroflowwerte und auch das Volumen von verschiedenen Umständen abhängig sind, wird man sich in aller Regel nicht auf eine einmalige Messung beschränken. Denn selbst bei einer für Patienten so unkomplizierten Messung können äußere Einflüsse wie Scheu, Beklemmung oder gar Angst negativen Einfluß haben. Man denke daran, wie oft Hochleistungssportler bei einer Dopingprobe auf das »Gelingen« warten müssen.

Die Ermittlung des Blasendrucks

Mit urodynamischen Maßnahmen kann man dann noch den genauen Blasendruck messen. Hierzu wird in die Blase ein Katheter gelegt, um den Blasendruck zu bestimmen. Gleichzeitig wird mit einem Ballonkatheter im After der Druck im Bauchraum gemessen. Die beiden Werte ergeben zusammen den echten Blasendruck. Diese Messung ist aber nur erforderlich, wenn der Verdacht besteht, daß neben einer Hyperplasie auch eine neurogene Störung vorliegen könnte.

Labordiagnostik

Untersuchungen von Urin und auf harnpflichtige Substanzen

Selbstverständlich gehören auch verschiedene Laboruntersuchungen von Urin und Blut zur Diagnose eines Prostataleidens. So muß etwa der Urin untersucht werden, ob zum Beispiel ein gleichzeitiger Harnwegsinfekt vorliegt, der Prostatabeschwerden verstärken könnte und der gegebenenfalls dazu zwingen würde, instrumentelle Behandlungen zu verschieben. Aussagekräftig ist eine Urinuntersuchung vor allem auch bei Verdacht auf Prostatitis.

94

Das Blut wird speziell auf harnpflichtige Substanzen untersucht. »Harnpflichtig« bedeutet: Die Substanzen müssen von der Niere verarbeitet werden und können zu Störungen der Nierenfunktion führen. Eine große Bedeutung hat die Bestimmung der Phosphatasewerte (eines Enzyms). Denn beim Prostatacarcinom treten häufig erhöhte Werte auf.

Frühe Hinweise durch verdächtige PSA-Werte

Immer mehr an Gewicht aber hat vor allem die Bestimmung des PSA-Wertes gewonnen. Dies wurde bereits auf den vorhergehenden Seiten erwähnt. Angesichts der Bedeutung dieses »Tumormarkers« sei an dieser Stelle noch einmal darauf eingegangen. PSA ist die Abkürzung von »Prostataspezifisches Antigen«. Dieses Antigen ist, biochemisch ausgedrückt, ein mit Zuckerseitenketten ausgestattetes Protein, von dem zahlreiche Molekülarten in der Vorsteherdrüse erzeugt werden. Es wird sowohl in einer hyperplastischen wie auch in einer carcinomatösen Prostata gebildet, ja es kann sogar in einer gesunden Prostata entstehen.

Ein PSA-Wert von mehr als 10 ng (10 ng/ml) ist verdächtig, auch wenn der digital-rektale Befund und andere Untersuchungen unauffällig sind. Bei solchen Werten sind dann weitere Untersuchungen wie die transrektale Sonographie und eventuell eine Biopsie erforderlich.

Verdächtig ist ein Wert von mehr als 10

Regelmäßige Messung des Tumormarkers

Die Sicherheit des PSA-Wertes hängt von der begleitenden Hyperplasie ab. Eine Möglichkeit, diese Unsicherheit zu verringern, ist die Bestimmung der PSA-Velocity. Das heißt: Durch regelmäßige Messungen in bestimmten zeitlichen Abständen wird verglichen, wie rasch der PSA-Wert steigt. Als Normalwert gilt ein

Bestimmung der PSA-Velocity

Anstieg um 0,04 ng/ml im Jahr. Denn der PSA-Wert, der, wie gesagt, auch beim Adenom erhöht sein kann, steigt schneller, wenn sich ein Carcinom bildet.

Befürworter des PSA-Tests und Skeptiker

Seit in den USA der Musiker Frank Zappa 1993 mit 52 Jahren an Prostatakrebs starb, befürworten es viele amerikanische Ärzte, die Vorsorgeuntersuchungen um den PSA-Test zu erweitern. Auch bei uns schließen sich immer mehr Ärzte dieser Meinung an. Sie gehen davon aus, daß eine frühzeitige Erkennung und Behandlung des Prostatacarcinoms vielen Männern das Leben retten kann. Skeptiker dagegen sind besorgt, daß die verstärkte Fahndung nach dieser Erkrankung für den scharfen Anstieg neu diagnostizierter Fälle verantwortlich ist. Denn mit diesem einfachen Bluttest werden oft schon mikroskopisch kleine Tumoren erfaßt, die entsprechend der »Biologie« und dem Verlauf der Krankheit gar nicht zur Todesursache werden dürften. Folglich würden viele Männer einer aggressiven, risikoreichen Therapie unterzogen, die ihnen vielleicht mehr schaden als nützen könne.

Die Diskussion über den PSA-Wert

Vielleicht bleibt ein winziger Tumor auch latent

Deshalb hat sich die Diskussion darüber verschärft, ob überhaupt nach so kleinen Carcinomen gefahndet werden soll und – falls ein so kleines Prostatacarcinom festgestellt wird – dann auch gleich behandelt, vor allem operiert werden soll. Die Gegner eines solchen Vorgehens führen an, daß sich bei mikroskopisch kleinen Tumoren derzeit noch nicht definitiv sagen lasse, ob sie latent bleiben. Die meist älteren Patienten entwickeln nämlich kaum klinische Symptome oder stärkere Beschwerden. Nach Erfahrungswerten, die sich auf Kriterien wie Größe und Feinstruktur der Tumoren stützen, kann heute zwar die Gefährlichkeit eines

96

Prostatacarcinoms abgeschätzt werden. Dennoch kann man nicht mit Sicherheit sagen, welche Carcinome bereits im Frühstadium einer aggressiven Behandlung bedürfen und welche nicht.

Die verbesserte Früherkennung von kleinen Tumoren hat möglicherweise zur Folge, daß zahlreiche Männer einer durchaus riskanten Therapie unterzogen werden, die sonst wohl mit, aber nicht an Prostatakrebs sterben. Aus Autopsien von Männern, die aus anderen Ursachen starben, wissen wir, daß etwa ein Drittel der Männer über 50 Jahre zumindest einige Krebszellen in der Prostata hatten. Mit zunehmendem Alter wächst der Anteil – zum Beispiel auf 90 Prozent in der Gruppe der über 90jährigen. Legt man solche Zahlen zugrunde, sterben die meisten Männer, die Prostatakrebs haben, gar nicht an dieser Krankheit. Das alles gilt wohlgemerkt nur für die ganz kleinen Tumoren, die lediglich durch den PSA-Test ermittelt werden.

Jeder Dritte ab fünfzig hat Krebszellen

Es besteht indessen kein Zweifel daran, daß Patienten mit Prostatakrebs frühzeitig erfaßt und intensiv betreut werden sollten, um ihnen eventuelles Leid zu ersparen. Man kann aber Patienten in einer solchen Situation immer wieder nur raten, sich vor einem operativen Eingriff den Rat eines zweiten Experten einzuholen – möglichst von einem, der nicht operiert, weil gute Möglichkeiten bestehen, mit weniger aggressiven Mitteln auch zum Ziel zu gelangen (siehe Seite 141).

Die Stadien des Prostatacarcinoms

Ähnlich wie bei der Prostatahyperplasie teilt man auch das Prostatacarcinom in verschiedene Stadien oder Schweregrade ein. Die Einteilung wurde von der

97

Lokale Ausdehnung, Lymphknotenbefall, Fernmetastasen

UICC (Union Internationale Contre le Cancer = Internationale Union gegen den Krebs) entwickelt und gilt heute allgemein als verbindlich. Sie wird als »TNM-System« bezeichnet. »T« bedeutet lokale Ausdehnung des Primärtumors. »N« bedeutet regionaler Lymphknotenbefall (Node). »M« sind die Fernmetastasen einschließlich entfernt gelegener Lymphknoten.

TNM-Klassifikation des Prostatacarcinoms

T-Kategorie (Primärtumor):

TX   Primärtumor kann nicht beurteilt werden

T0   Kein Anhalt für Primärtumor

T1   Klinisch nicht nachweisbarer Primärtumor (weder zu tasten, noch mit bildgebenden Verfahren darzustellen)

T1 a   Inzidentelles Carcinom (zufälliger histologischer Befund) in 5% oder weniger des Resektionsmaterials einer TUR-P

T1 b   Inzidentelles Carcinom (zufälliger histologischer Befund) in mehr als 5% des Resektionsmaterials einer TUR-P

T1 c   Durch Biopsie identifizierter Tumor (z.B. bei erhöhtem PSA-Serumspiegel)

T2 Tumor auf die Prostata begrenzt:

T2 a   Tumor befällt die Hälfte eines Prostatalappens oder weniger

T2 b   Tumor befällt mehr als einen halben Prostatalappen, jedoch nicht beide Prostatalappen

T2 c   Tumor befällt beide Prostatalappen

T3 Tumor hat die Prostatakapsel durchbrochen:

T3 a   einseitiges extrakapsuläres Tumorwachstum

T3 b beidseitiges extrakapsuläres Tumorwachstum
T3 c Tumor befällt die Samenblasen

T4 Tumor ist fixiert oder infiltriert benachbarte Strukturen (außer Samenblasen):
T4 a Infiltration von Blasenhals und/oder Sphinkter und/oder Rektum
T4 b Infiltration des Blasenbodens und/oder Fixation an der Beckenwand

N-Kategorie (regionäre Lymphknoten):
NX Regionäre Lymphknoten können nicht beurteilt werden
N0 Keine regionären Lymphknotenmetastasen
N1 Metastase in einem einzelnen regionären Lymphknoten, nicht größer als 2 cm Durchmesser
N2 Metastase in einem einzelnen regionären Lymphknoten, größer als 2 cm, aber kleiner als 5 cm, oder in mehreren regionären Lymphknoten, keiner größer als 5 cm
N3 Metastasen in regionären Lymphknoten, mehr als 5 cm Durchmesser

M-Kategorie (Fernmetastasen):
MX Vorhandensein oder Fehlen von Fernmetastasen kann nicht beurteilt werden
M0 Keine Fernmetastasen
M1 Fernmetastasen
M1 a nicht-regionäre Lymphknotenmetastasen
M1 b Knochenmetastase(n)
M1 c andere Lokalisation (z.B. Lunge, Weichteile).

11 Therapie der benignen Prostatahyperplasie

Es gibt eine Reihe von Möglichkeiten, die gutartige Prostatavergrößerung zu behandeln. In frühen Stadien reichen meist Medikamente, pflanzliche ebenso wie synthetische, aus. Als die Standardtherapie (»Goldstandard«) gilt immer noch der operative Eingriff. Durch die Hyperthermie, eine in jüngster Zeit entwickelte Überwärmungsbehandlung, könnte sie in den meisten Fällen vermieden werden. Sie hat kaum Nebenwirkungen und kann ambulant durchgeführt werden. Und der Patient wird kaum belastet. Die Hyperthermie hat sich auch bei Carcinomen bewährt.

Der Patient trifft die Entscheidung

Nicht bei allen Krankheiten gibt es ein so breites Spektrum an Therapien wie bei der benignen Prostatahyperplasie (BPH). Das hat den Vorteil, daß man sich für eine wirklich »maßgeschneiderte« Behandlung entscheiden kann. Die Frage danach muß sich aber nicht nur der Arzt stellen, sondern auch der Patient. Denn letzten Endes ist es ja immer der Patient, der die Entscheidung nach ärztlicher Beratung trifft. Je mehr sich der Patient informiert, etwa durch dieses Buch, um so sicherer wird seine Entscheidung ausfallen.

Kein starres Schema für die Therapie

Die beiden Fragestellungen, die in der Praxis besonders wichtig sind, lauten: Welchem BPH-Patienten ist mit welcher Therapie am besten gedient, und wie lange läßt sich ein konservativer (nicht-operativer) Behandlungsversuch vertreten? Hierfür gibt es kein starres Schema. Denn eine solche Entscheidung muß individuell getroffen werden, in Abhängigkeit vom klinischen Befund und vom Beschwerdebild. Leider gibt es nicht immer eindeutige Zusammenhänge. So kann ein Mann mit großer Prostata relativ geringe Beschwerden haben, umgekehrt ein Mann mit kleiner Prostata große Beschwerden.

Die Entscheidung muß individuell getroffen werden

Da die Prostatahyperplasie als solche keine Erkrankung ist, die das Leben des Patienten bedroht, wird man alles daransetzen, eine Operation zu vermeiden. Denn eine Operation hat doch erhebliche Nebenwirkungen: Die Mortalität liegt bei 0,2 Prozent, die Morbidität bei 1,8. In 70–80 Prozent aller Fälle kommt es zu einer retrograden Ejakulation. Und die Re-TURP-Rate, also die Notwendigkeit einer erneuten Operation, liegt innerhalb von acht Jahren bei 20 Prozent.

Die Operation möglichst vermeiden

Im Mittelpunkt steht die Lebensqualität

Besonders in frühen Krankheitsstadien mit nur geringfügiger oder mäßiger Behinderung des Harnflusses wird deshalb heute eine konservative Therapie bevorzugt. Hier werden neben pflanzlichen Präparaten (Phytotherapie) vor allem Alpha-Rezeptoren-Blocker eingesetzt, aber auch die transurethrale Überwärmungsbehandlung (Hyperthermie, auch Thermotherapie genannt) kann hier bereits nützlich sein.

101

Im Mittelpunkt der Behandlungsintention muß immer die Lebensqualität des Patienten stehen, die Frage also, wie stark er sich durch seine Beschwerden beeinträchtigt fühlt. Sie wird in diesem Stadium zwischen medikamentöser Therapie und transurethraler Thermotherapie entscheiden. Eine Operation muß hier noch gar nicht diskutiert werden, sie ist in diesem Stadium meist nicht nötig! Eine wichtige Entscheidungshilfe, welcher Therapie der Vorzug gegeben werden sollte, bieten die Symptomen-Scores, mit deren Hilfe sich die subjektiven Störungen bis zu einem gewissen Grad ermitteln lassen. Bewährt hat sich die Klassifikation der Weltgesundheitsorganisation (WHO): der Internationale Prostata-Symptom-Score (I-PSS, siehe auch Seite 82). Bis zu einem Punktwert von 7 fühlt sich der Patient in der Regel kaum beeinträchtigt, 8–19 Punkte bedeuten mäßige, mehr als 20 Punkte starke Beschwerden.

Wichtige Hilfe bei der Entscheidung: Symptomenscores

Therapiekontrolle durch den Symptomen-Score

Liegt der Score zwischen 8 und 19 Punkten, kann eine medikamentöse Therapie eingeleitet werden, zunächst mit einem Phytotherapeutikum. Nach sechs Monaten erfolgt dann eine Therapiekontrolle: Der I-PSS wird noch einmal abgefragt, alle klinischen Untersuchungen werden eventuell wiederholt, zum Beispiel Uroflow, Ultraschall, Restharnmenge. Falls die Besserung weniger als 50 Prozent beträgt, können jetzt Alpha-Blocker oder 5-alpha-Reduktasehemmer eingesetzt werden. Besser, effektiver und auch billiger aber ist jetzt die transurethrale Thermotherapie (TURF). Denn der Patient ist meist nach einer einzigen ein- bis dreistündigen ambulanten Therapie beschwerdefrei. Natürlich wird der Erfolg dieser

Kontrolle nach sechs Monaten

Hyperthermie genauso gemessen wie der Erfolg der Medikamente. Das heißt: Als Kontrolle für den Behandlungserfolg dienen auch hier der I-PSS und die objektiven Parameter wie Verbesserung der Harnflußrate, Verschwinden der irritativen Symptome. Da nach der Thermotherapie meist nach spätestens sechs Wochen eine Medikamenteneinnahme entfällt, sind die Kosten der Überwärmungsbehandlung im übrigen vergleichsweise niedrig, was sicher auch der Patient zu schätzen weiß.

Konservative oder invasive Behandlung?

Sofern keine absolute Indikation für eine Operation vorliegt, ist aber auch bei Patienten mit Symptomen-Scores von über 20 Punkten ein konservativer Behandlungsversuch mit transurethraler Thermotherapie vertretbar. Sie sollte sogar immer versucht werden. Langfristig schneidet nämlich die konservative Strategie des »Abwartens und Beobachtens« im Vergleich mit der Operation gar nicht schlecht ab. Das zeigte etwa die Veterans-Administration-Studie an Patienten mit BPH verschiedener Schweregrade. Im Auftreten von hohem Restharn, akutem Harnverhalt beziehungsweise Harninkontinenz fanden sich keine wesentlichen Unterschiede. Natürlich ist hier die subjektive Entscheidung des Patienten von Bedeutung, ob er angesichts seiner starken Beeinträchtigung eine operative Behandlung vorzieht oder ob er doch zunächst eine Thermotherapie wünscht, die nach einer vorübergehenden Katheterimplantation innerhalb weniger Tage den günstigen Therapieeffekt offenbart.

Konservative Behandlung auch bei höherem Score

103

Sorgfältige Indikation für eine Operation

Operative Abtragung als Standardtherapie

Die Indikation und den Zeitpunkt einer Operation bestimmt der Arzt mit Hilfe der gleichen Meßparameter (Restharn, Uroflow, Prostatagröße etc.). Das Ausmaß der Symptome wird mit dem Symptomen-Score ermittelt. Die operative Prostataabtragung (transurethrale Prostataresektion) beziehungsweise die offene Entfernung großer, gutartiger Neubildungen (Adenome), gelten auch heute noch als die Standardtherapieverfahren in der Behandlung der gutartigen Prostatavergrößerung.

Mit diesen Methoden wird eine Verbesserung der objektiven Miktionsparameter (Harnfluß, Restharn) sowie der subjektiven Symptomatik bei einem Großteil der Patienten erreicht. Obwohl die mit diesen Eingriffen verbundene Sterblichkeit, wie schon erwähnt, sehr gering ist, machen die möglichen Früh- und Spätkomplikationen – Einschwemmung von Spülflüssigkeit (2 Prozent), Blutungen (2,5–5 Prozent), Inkontinenz (0,6–2 Prozent) oder Harnröhrenverengung (0,8–11,7 Prozent) – die »TUR-P« zu einem größeren operativen Eingriff, besonders für Patienten mit zusätzlichen Erkrankungen (Herzschwäche, Atemprobleme). Die Indikation für die Operation muß deshalb heute sehr wohl überlegt werden, da es andere ebenbürtige und weniger gefährliche Methoden gibt.

Mögliche Früh- und Spätkomplikationen

Phytotherapie als erstes Mittel der Wahl

Medikamente aus pflanzlichen Substanzen (Phytotherapeutika, auch Phytopharmaka genannt) sind bei leichten bis mäßiggradigen Beschwerden das erste Mittel der Wahl. Aber auch noch in späteren Stadien können sie einen günstigen Einfluß ausüben. In den deutschsprachigen und romanischen Ländern sind sie seit Jahrzehnten beliebt. Ihre Verwendung beruht zum Teil auf jahrhundertealten Erfahrungen. So ist die wohltuende Wirkung von Kürbiskernen und Brennessel Teil der Volksmedizin. Die Patienten schätzen vor allem die unkomplizierte Anwendung (Einnahme) und die Tatsache, daß praktisch kaum Nebenwirkungen zu erwarten sind.

Unkomplizierte Anwendung, kaum Nebenwirkungen

Pflanzliche Arzneien haben eindeutige Wirkungen

Unter den Ärzten herrscht allerdings immer noch keine einhellige Meinung, und die Skepsis reicht bis hin zu der Ansicht, es handle sich nur um einen Placeboeffekt (Scheineffekt). Das ist vor allem darauf zurückzuführen, daß es bis vor wenigen Jahren zwar positive Erfahrungen, aber keine wissenschaftlichen Studien gab. Inzwischen hat sich diese Situation geändert. In verschiedenen placebokontrollierten Doppelblindstudien wurde der eindeutige Nachweis erbracht, daß Phytotherapeutika eine positive Wirkung auf die Symptomatik einer benignen Prostatahyperplasie haben.

Eine Studie sei als Beispiel hier angeführt, die an der Ruhr-Universität Bochum unlängst abgeschlossen wurde. Als pflanzlicher Wirkstoff wurde Beta-Sitosterol eingesetzt. Im unmittelbaren Vergleich zu einem Scheinmedikament (Placebo) zeigte sich eine statistisch überzeugende Überlegenheit von mehr als 300 Prozent. Das ist, wie gesagt, nur eine von zahlreichen ähnlich positiv ausgefallenen Studien. Im folgenden werden die pflanzlichen Substanzen, deren Wirksamkeit nachgewiesen ist, kurz charakterisiert. In Deutschland gibt es mehr als 50 Präparate mit einer dieser Substanzen.

Placebo-kontrollierter Wirknachweis

Kürbissamen normalisieren das Wasserlassen

Die Samen von Kürbissen (Cucurbita pepo) sind wohl das älteste pflanzliche Mittel gegen Prostatabeschwerden, denn sie hatten schon in der Volksmedizin ein entsprechendes Ansehen. Heute nützt man Extrakte aus den Samen, die als prostatotrope Substanz vor allem Phytosterole enthalten. Ursprünglich mitverantwortlich für die Entstehung einer gutartigen Prostatavergrößerung ist eine erhöhte Konzentration von Dihydrotestosteron (DHT) im Prostatagewebe. DHT wird intrazellulär aus dem männlichen Geschlechtshormon Testosteron gebildet. Kürbissamenextrakte greifen unter anderem in diesen Prozeß ein. Dies führt, weil die Prostatavergrößerung nachläßt, dazu, daß die Häufigkeit des Wasserlassens und auch das Nachträufeln reduziert werden und sich auch der Strahl deutlich normalisiert.

Kürbis steht hoch im Ansehen

Sägepalmenfrüchte beeinflussen den Androgenstoffwechsel

Die Sägepalme (Sabal serrulata) ist eine Zwergpalme, die in Nord- und Mittelamerika, Nordafrika und den Mittelmeerländern gedeiht. Der arzneilich verwendete Extrakt Sabal serrulata wird aus den Früchten gewonnen. Zwar ist der genaue Wirkmechanismus noch nicht bekannt, doch weiß man aus verschiedenen Studien der jüngsten Zeit, daß Sabal-Präparate einer pathologischen Prostatavergrößerung entgegenwirken können.

Wirkstoffe aus den Früchten einer Zwergpalme

Die Wirkung beruht auf einer Beeinflussung des Androgenstoffwechsels und führt zu einer Reduzierung des DHT-Gehalts. Sabal-Präparate hemmen die für die Umwandlung so wichtige 5-alpha-Reduktase und verhindern die Bildung von DHT an den zellulären Androgenrezeptoren. Ein Vorteil von Sabal serrulata gegenüber dem 5-alpha-Reduktasehemmer Proscar® ist, daß es keine Nebenwirkungen hat. Miktionsbeschwerden, Uroflow und Restharnvolumen werden unter dem Einfluß von Sabal-Präparaten verbessert. Auch Kombinationspräparate, in denen Kürbissamen und Sabal enthalten sind, finden Verwendung.

Brennesselwurzel bessert Harnfluß und Restharn

Die Brennessel ist ein Phytotherapeutikum, welches in der Naturheilkunde eine Reihe von Indikationen aufweist. Schon lange war bekannt, daß sie auch bei »Prostataproblemen« nützlich sein kann. Zur Gewinnung von Prostatapräparaten nützt man heute die Brennesselwurzel (Urticae radix). Sie enthält den prostatotropen Wirkstoff Beta-Sitosterin. In Studien konnte nachgewiesen werden, daß durch Brennessel-Präparate Miktionsvolumen, maximaler Harnfluß und Restharnmenge gebessert werden. Auch wird der Östrogenspiegel, der bei der Pathogenese der BPH eine größere Rolle spielt als allgemein bekannt, gesenkt. Östrogene werden aus Vorstufen unter dem Einfluß des Enzyms Aromatase gebildet. Es wird angenommen, daß Brennessel-Präparate das Enzym Aromatase hemmen.

Brennessel: Wirkstoffe aus der Wurzel

Roggenpollen sind reich an Zink

Die Extrakte für Präparate werden aus Roggen (Secale cereale) gewonnen. Auch sie können die Beschwerden bei einer gutartigen Prostatavergrößerung bessern und sind unter anderem reich an Zink. Zahlreiche Studien belegen die Wirksamkeit von Cernilton®, dem vielleicht bekanntesten Vertreter dieser Gruppe.

107

Beta-Sitosterine bewirken Abnahme der Symptome

Hierbei handelt es sich um Wirkstoffe, die aus den Wurzelknollen einer in Südafrika beheimateten Pflanze namens Hypoxis rooperi gewonnen werden, um sogenannte Phytosterole. Der Wirkmechanismus der Phytosterole ist noch weitgehend unbekannt. Die wohl bekanntesten Vertreter sind Harzol und Azuprostat. In Studien wurde nachgewiesen, daß sich mit Beta-Sitosterin (auch Beta-Sitosterol genannt) urologische Parameter in einer Langzeitbehandlung deutlich bessern lassen. Die Ergebnisse einer placebokontrollierten Doppelblindstudie mit 200 Patienten unter 75 Jahren zeigte nach einem Jahr eine statistisch signifikante Abnahme der Symptome um 49 Prozent, des Restharns um 35,4 ml. Der maximale Uroflow stieg von 9,9 auf 15,2 ml/sec bei unverändertem Prostatavolumen. Dadurch wird eine deutliche Verbesserung der Lebensqualität erreicht.

Deutliche Besserung bei Langzeitbehandlung

Auch Homöopathika stehen zur Verfügung

Extrakte aus Kürbis, Sägepalme und Brennessel können auch in homöopathischen Zubereitungen eingesetzt werden. Da sie in der Urtinktur (also unverdünnt) oder in niedrigen Potenzen (Verdünnungen) angeboten werden, kann man sie in die Nähe von Phytotherapeutika stellen.

Medikamente zur Verringerung der Kontraktion und der Vergrößerung

Der gestörte Harnfluß mit allen seinen Symptomen bei der benignen Prostatahyperplasie wird durch zwei Mechanismen bestimmt: Erstens durch die erhöhte

Muskelspannung der glatten prostatischen Muskulatur, dynamische Komponente genannt. Zweitens
durch die Volumenzunahme der Prostata, die statische Komponente. Die Prinzipien der Behandlung der
BPH zielen daher entweder auf die Verringerung der
Kontraktion beziehungsweise Spannung der glatten
Muskulatur in der Prostata ab oder auf die Verringerung der Prostatagröße. Beides läßt sich heute in den
meisten Fällen ohne Operation erreichen. Da die subjektiven und von so vielen BPH-Patienten als lästig
empfundenen Beschwerden nicht unbedingt mit der
Größe der Prostata korrelieren, ist es nur folgerichtig,
anzunehmen, daß die dynamische Komponente in
vielen, ja in den meisten Fällen der Hauptgrund für die
Beschwerden beim Wasserlassen ist und dement-
sprechend im Vordergrund der Behandlungsmaßnahmen steht.

Die dynamische und die statische Komponente

Glatte Muskulatur und vegetatives Nervensystem
Daß die Spannung der Prostatamuskulatur das Problem ist, konnte mittlerweile durch feingewebliche
Untersuchungen bestätigt werden. Man weiß, daß bei
BPH nicht nur die epitheliale, also zellbedingte, sondern auch die stromale (gewebliche) Komponente
von großer Bedeutung ist, und zwar vor allem, weil
letztere durch das Vorhandensein glatter Muskulatur
charakterisiert ist. Glatte Muskeln findet man in vielen
Organen, zum Beispiel im Magen–Darm-Trakt. Diese
Muskeln können wir nicht willkürlich bewegen. Sie
unterliegen der Kontrolle durch das vegetative Nervensystem und werden deshalb auch von ihm beeinflußt. Die verschiedensten Nervenfasern sorgen dafür,
daß diese Muskeln durch Spannen oder Entspannen
das tun, was von Natur aus für sie vorgesehen ist.

Nervenfasern beeinflussen die glatten Muskeln

Die Prostatamuskulatur wird ganz spezifisch von Nervenfasern versorgt, die dem sympathischen Nervensystem (einem Teil des vegetativen Nervensystems) angehören. Mit 70 Prozent ist der Anteil der Alpha-Adrenergen-Rezeptoren in der Prostata sehr hoch. Wenn von diesem System beispielsweise der Befehl kommt, sich zusammenzuziehen, kann diese Wirkung mit einem Medikament aufgehoben und eine Entspannung der Muskeln bewirkt werden. Das medikamentöse Verfahren, mit dem man das erreichen kann, ist eine Blockade der Nervenfasern.

Medikamentöse Entspannung der Muskeln

Alpha-1-Rezeptoren bewirken eine erhöhte Spannung

In der Prostata dominieren zum Beispiel die Alpha-1-Rezeptoren, ihre Erregung führt zu einer erhöhten Spannung der glatten Muskeln in der Prostata. Diese Spannung führt zu einem erhöhten Druck in der Drüse selbst und am Blasenausgang. Die Folgen sind häufiges Wasserlassen oder ständiger Druck. Diese Nerven werden auch bei Streß erregt. Viele Männer kennen das, weil sie gerade dann häufig urinieren müssen, wenn sie aufgeregt sind. Um die Spannung in der Prostata zu verringern, haben wir heute Medikamente zur Verfügung, die die überschießende Tätigkeit der Nervenfasern blockieren.

Unter Streß erhöht sich die Spannung

Alpha-1-Rezeptorenblocker entspannen die Muskulatur

Mit Alpha-1-Rezeptorenblockern erreicht man eine rasche Entspannung der Muskulatur der Prostata und vor allem des Blasenhalses. Alpha-Blocker senken den Blasenauslaßwiderstand. Das führt zu einem Anstieg der Harnflußrate und zu einer eindrucksvollen Reduktion der Symptomatik. Von den verschiedenen Antagonisten (Gegenspielern) der Alpha-1-Rezeptoren (genauer: Alpha-1-Adrenozeptoren) zeigt besonders das Tamsulosin (ALNA, Omnic) eine hohe prostataselektive Blockade der Adrenozeptoren. Diese hohe Selektivität (Selektivität bedeutet in diesem Zusammenhang, daß Wirkungen nur dort eintreten, wo sie tatsächlich herbeigeführt werden sollen) ist 20–30 mal höher als die von anderen Alpha-Blockern. Das erlaubt eine geringere Dosierung diese Medikaments. Weniger selektive Alpha-Blocker wie zum Beispiel Terazosin oder Alfuzosin, die primär eigentlich zur Behandlung der Hypertonie entwickelt wurden, können als Therapeutikum bei BPH-Patienten Kreislaufprobleme verursachen. Man dosiert sie deshalb auch sehr vorsichtig, indem sie in einschleichenden Dosen gegeben werden.

Alpha-Blocker mit hoher Selektivität

Geringe Beeinflussung des Blutdrucks

Bei der Gabe von Tamsulosin ist ein derartiges Verhalten nicht nötig, da dieser Wirkstoff nur in sehr geringem Ausmaß auf Nervenfasern in anderen Organen wirkt, wie zum Beispiel in jenen, die an der Blutdruckregulation beteiligt sind. So ergab sich bei einer entsprechenden Untersuchung an BPH-Patienten, die Tamsulosin bekamen, lediglich eine Abnahme sowohl des systolischen (oberen) als auch des diastolischen (unteren) Blutdrucks um 2 mm Hg gegenüber den Werten vor der Behandlung. Kreislaufprobleme traten demgemäß nicht auf. Auch bei Patienten, die ein Mittel gegen Bluthochdruck einnehmen mußten, zeigte sich keine schädliche Nebenwirkung. In der Tamsulosingruppe der Studie wurde, wohl bedingt durch die Muskelentspannung, etwas häufi-

Kreislaufprobleme treten nicht auf

111

ger eine leichte Behinderung des Samenflusses beobachtet.

Therapieerfolg innerhalb weniger Tage

Im positiven Sinne auffällig bei der Alpha-Blockade-Therapie ist der schnelle Eintritt der Wirkung. Bei Patienten mit leichter bis mäßiger Behinderung des Urinflusses und leichter bis mittlerer Prostatavergrößerung zeigt sich der Therapieerfolg innerhalb weniger Tage. Damit kann diese sehr spezifische Behandlung nicht nur zur entscheidenden Verbesserung der quälenden Symptome und damit zur verbesserten Lebensqualität beitragen, sondern auch zu der heute allenthalben geforderten Kostensenkung. Mit so einem Prostatarelaxans – Prostatamuskelentspanner – kann der Arzt auch herausfinden, bei welchem Patienten die Symptome mehr durch die mechanische Behinderung bedingt sind. Er kann somit auch herausfinden, welche Patienten einer Überwärmungsbehandlung zugeführt werden sollen, um einer weiteren Verschlechterung und damit eventuellen Operationen zuvorzukommen.

Auch die Kosten lassen sich senken

Ein auch unter klinischen Gesichtspunkten wichtiger Effekt ist die Wirkung von Alpha-Blockern auf kardiovaskuläre Parameter (kardiovaskulär bedeutet: Herz und Gefäße betreffend). In einer großen randomisierten, placebokontrollierten Doppelblindstudie unter Leitung von Prof. Roehborn vom University of Texas Medical Center (HYCAT-Studie) wurde die klinische Wirksamkeit von Terazosin an 2084 BPH-Patienten unter Praxisbedingungen überprüft. In dieser Studie wurden auch kardiovaskuläre Effekte beleuchtet. In der Placebogruppe wurden insgesamt zehn Myokardinfarkte, in der Terazosingruppe dagegen nur einer beobachtet.

Kardiovaskulärer Effekt: Kaum Myokardinfarkte

Positiver Einfluß auf den Cholesterinspiegel

Die Tatsache, daß Terazosin zu einer positiven Beeinflussung des Lipidstoffwechsels führt, trägt entscheidend dazu bei. So registriert man unter der Therapie
einen Abfall von LDL-Cholesterin sowie ein Ansteigen
des kardioprotektiven HDL-Cholesterins. Außerdem
leiden nicht wenige Patienten mit einer BPH gleichzeitig an einer behandlungsbedürftigen Hypertonie
(Bluthochdruck). Experten schätzen die Zahl dieser
Patienten auf 30–50 Prozent. Während bei Patienten
mit normalem Blutdruck und bei ausreichend behan-
delten Hypotonikern keine klinisch relevanten Blut-
drucksenkungen unter einer Terazosin-Behandlung
beobachtet wurden, führte Terazosin bei hypertonen
Patienten zu einer klinisch relevanten Blutdrucksen-
kung. Bei dieser Subgruppe können daher durch eine
Therapie mit Terazosin gleich »zwei Fliegen mit einer
Klappe geschlagen« werden. Diese Vorgehensweise
ist nicht nur kostengünstiger, sondern erhöht wegen
der vereinfachten Medikamentengabe auch die Compliance der Patienten.

Klinisch relevante Senkung des Blutdrucks

5-alpha-Reduktasehemmer bremsen die Hormone

Da das Wachstum der Prostata hormonabhängig ist,
läßt sich die benigne Prostatahyperplasie auch mit
Hormonen beeinflussen. War bisher die Rede von der
dynamischen, so geht es hier um die statische Komponente der BPH. Eine wichtige Rolle bei der Entstehung einer BPH spielt – es wurde schon darauf hingewiesen – das Enzym 5-alpha-Reduktase. Dieses
Enzym bewirkt die Umwandlung des männlichen
Geschlechtshormons Testosteron in Dihydrotestosteron (DHT), es macht also aus einem inaktiven Hormon ein in der Prostata aktives. Das DHT regt die

Größenzunahme der Prostata an, indem es die Wachstumsvorgänge ankurbelt, vor allem das Zell- und das Gewebewachstum.

Abnahme des Prostatavolumens um mehr als 20 Prozent

Diese Vorgänge sind genau bekannt, und so lag es nahe, nach Substanzen zu suchen, die in der Lage sind, dieses Enzym in seiner Aktivität zu hemmen. Im Finasterid fand man eine solche Substanz. In mehreren Studien konnte nachgewiesen werden, daß mit dem 5-alpha-Reduktasehemmer Finasterid (Proscar®) bei BPH-Patienten eine Abnahme des Prostatavolumens um mehr als 20 Prozent erreicht werden kann. Durch die Abnahme des Volumens und die Beseitigung der mechanischen Behinderung konnten auch die maximalen Harnflußraten und das subjektive Beschwerdebild gebessert werden.

Besserung erst nach etwa sechs Monaten

Die Wirkung des Medikaments setzt allerdings ein bißchen Geduld voraus. Meist ist eine Besserung erst nach etwa sechs Monaten zu erwarten, was nicht nur der Arzt, sondern auch der Patient wissen muß. Der positive Effekt verstärkt sich dann im Laufe der folgenden 2–3 Jahre noch. Die Verträglichkeit von Finasterid ist – auch nach fünfjähriger Therapie (5 mg pro Tag) – als gut zu bezeichnen. Eine Verminderung des sexuellen Lustgefühls, der Libido oder gar eine Impotenz und Störung der Ejakulation wurden nur in etwa drei Prozent gesehen. Besonders bei jüngeren Patienten kann dies freilich zu Problemen führen.

Verminderung der Libido nur bei drei Prozent

Anzumerken ist – und hier muß man die Therapie mit Finasterid kritisch betrachten –, daß diese Therapie mit diesem 5-alpha-Reduktasehemmer erfahrungsgemäß zu einem Absinken des prostataspezifischen Antigens (PSA) führt. Kommt es indessen unter der

114

Hormontherapie zu einem Anstieg des PSA-Spiegels, muß das für den behandelnden Arzt ein Alarmzeichen sein und ihn veranlassen, ein Prostatacarcinom auszuschließen. Und: Obwohl diese Behandlung die objektiven Parameter der BPH eindeutig günstig beeinflußt, kann eine Behandlung mit Finasterid nur in selteneren Fällen sinnvoll sein – eben weil sie zu langsam und weil sie auch teuer ist. Deshalb sei auch an dieser Stelle darauf hingewiesen, daß man mit einer richtig durchgeführten Überwärmungsbehandlung in viel kürzerer Zeit und ohne künstlichen Eingriff in das Hormonsystem den gleichen Effekt erreicht: Verkleinerung der Prostatagröße, Verbesserung der Harnflußrate, Beseitigung der lästigen dynamischen und statischen Symptome.

Anstieg des PSA-Spiegels ein Alarmzeichen

Eine Kombinationstherapie bringt keine Vorteile

Natürlich kam man auch auf die Idee, Rezeptorenblocker und Reduktasehemmer zu kombinieren. Ergebnisse brachte eine großangelegte Studie, die ein multizentrisches doppelblindes und placebokontrolliertes Design hatte. Mit dieser Studie wollte man vorrangig zeigen, wie die derzeit gebräuchlichsten konservativen Therapiestrategien im Vergleich zueinander abschneiden, also die Alpha-1-Rezeptorenblocker, die zu einer Relaxation der in der Prostata gelegenen glatten Muskulatur führen, mit der Hemmung des Enzyms 5-alpha-Reduktase, die eine Schrumpfung der Prostata bewirkt. Während der einjährigen Studie wurden die beiden Wirkstoffe Terazosin und Finasterid allein und in Kombination gegenüber einer Placebogruppe überprüft. Zur Beurteilung zog man die Verbesserung der Symptome und die Anhebung der maximalen Harnflußrate heran. Nach

Konservative Therapiestrategien im Vergleich

115

einem Jahr konnte man aber den Schluß ziehen, daß eine Kombination beider Wirkstoffe keinerlei Vorteile mit sich bringt.

Aromatasehemmer sollen die Östrogene bremsen

Die negative Aktivität von Östrogenen

An der Entwicklung einer benignen Prostatahyperplasie können nicht nur männliche Geschlechtshormone (Testosteron beziehungsweise Dihydrotestosteron), sondern auch weibliche (Östrogene) beteiligt sein. Die Östrogenproduktion beim Mann nimmt mit fortschreitendem Alter zu. Die negative Aktivität von Östrogenen wird in der Prostata durch ein Enzym namens Aromatase bewirkt. Es lag deshalb nahe, daß man nach Medikamenten suchte, die das Enzym hemmen. Eine objektive Aussage über ihre Wirkung und Nützlichkeit kann jedoch noch nicht gemacht werden.

Instrumentelle alternative Methoden

Möglichkeiten mit gering-invasiven Verfahren

In jüngster Zeit wurde eine Reihe von instrumentellen Verfahren entwickelt, die man mehr oder weniger als »gering invasiv« bezeichnen kann (invasiv bedeutet »eindringen«). Sie seien hier nur kurz aufgezeigt.

Dehnung der Harnröhre mittels Ballondilatation

Unter örtlicher Betäubung wird in die prostatische Harnröhre ein Ballonkatheter gelegt, der dann mit leichtem Druck aufgeblasen wird. Ziel dieses Verfahrens ist es, die Harnröhre zu dehnen, so daß dadurch der Harnfluß verbessert wird. Das führt zunächst zu einer Besserung der subjektiven Symptomatik, die in der Regel jedoch nicht von Dauer ist.

Spirale und Stents halten die Harnröhre offen

Man kann auch mit Harnröhrenimplantaten vorgehen: Spiralen oder Stents (englisch »stent« bedeutet
ausdehnen) werden in die prostatische Harnröhre eingeführt mit dem Ziel, diese künstlich offenzuhalten.
Sie bringen eine rasche Verbesserung des Harnflusses.
Risiken der Spirale sind eine häufig auftretende
Streßinkontinenz, eine Bakteriurie (Bakterien im Urin),
eventuell auch eine Dislokation der Spirale. Bei den
Stents wird die Ausdehnung der Harnröhre durch ein
Maschendrahtgeflecht erreicht. Zu Komplikationen
kommt es nur selten, eine Dislokation kann man aus-
schließen. Für diese instrumentellen Verfahren kommen vor allem Patienten in Frage, bei denen es für
eine medikamentöse Behandlung oder eine Überwärmungstherapie schon zu spät ist und die andererseits aber auch nicht operabel sind.

Wenn es für TURF oder Medikamente schon zu spät ist

Laser bringt wucherndes Gewebe zum Absterben

Ziel einer Behandlung mit Laser ist es, adenomatöses
Prostatagewebe zu nekrotisieren, also zum Absterben
zu bringen. Das nekrotisierte Gewebe vernarbt und
schrumpft dann. Es gibt dafür verschiedene Verfah-
renstechniken. Eine häufig angewendete Laserpro-
statektomiemethode ist die transurethrale, ultraschall-
geleitete laserindizierte Prostatektomie (TULIP). Die
weitere Entwicklung dieser Verfahren ist noch abzu-
warten.

Die Entwicklung ist noch abzu-warten

TUNA arbeitet mit hochfrequentem Strom

Die Methode der »Transurethralen Nadelablation der
Prostata« (TUNA) entspricht in etwa der Lasertherapie.
Statt Laserenergie wird hochfrequenter Strom einge-
setzt.

117

Fokussierter Ultraschall verkleinert Wucherungen

Auch Ultraschall kann eingesetzt werden. Bei dieser Methode werden fokussierte (= gebündelte) Ultraschallwellen mittels Sonden an jene Prostataabschnitte gebracht, die verkleinert werden sollen. Auch hier muß die Entwicklung erst noch abgewartet werden, ob dieses Verfahren besser ist als die TUR-P und sich hinsichtlich der klinischen Ergebnisse mit der Hyperthermie vergleichen läßt.

Transurethrale Überwärmungsbehandlung – die große Chance

Wärme ist ein uraltes Heilmittel. Bereits in der Antike wurde eine gezielte Zufuhr von Wärme als therapeutische Maßnahme eingesetzt. Altägyptische Papyrusrollen zeigen die Behandlung eines Brusttumors mit heißem Lehm. Griechische Mediziner empfahlen die Anwendung von Wärme bei Situationen, in denen chirurgische Maßnahmen keine Linderung mehr bringen konnten. Die Nachfahren der mexikanischen Mayas behandeln noch heute Tumorkranke mit Wärme. Das mag alles sehr weit weg sein. Aber in den letzten 15–20 Jahren hat man sich auch bei uns wieder mehr mit der Wärme als therapeutischer Möglichkeit befaßt. Konkret gesagt: Es hat enorme technologische Entwicklungen auf dem Gebiet der Hyperthermie, der Therapie durch Überwärmung, besonders bei gezielter lokaler Anwendung in der Prostata gegeben.

Wärme »schädigt« pathologisches Gewebe

Durch Überwärmung kann nicht nur bösartiges Tumorgewebe abgetötet werden, sondern auch gut-

118

artiges geschädigt werden. Letzteres wird ausgenutzt zur Therapie der gutartigen Prostatavergrößerung. Auch akute und chronische Entzündungen der Prostata können durch Wärme günstig beeinflußt werden. Das Prostata-Hyperthermie-Zentrum in der Klinik St. Georg im oberbayerischen Bad Aibling war das erste Zentrum für transurethrale Hyperthermie (eine durch die Harnröhre durchgeführte Überwärmungsbehandlung) in der Bundesrepublik. Es wurde im Jahre 1988 gegründet und verfügt somit über eine entsprechend langjährige Erfahrung.

Eine Begriffsklärung zuvor: In diesem Buch treten zwei verschiedene Bezeichnungen auf: Hyperthermie und Thermotherapie. Beides bedeutet Überwärmungsbehandlung. Sie unterscheiden sich aber durch die unterschiedliche Temperatur. Unter Hyperthermie versteht man Temperaturen im Gewebe bis zu 45 Grad Celsius. Bei der Thermotherapie dagegen können Temperaturen bis zu 70 oder gar 80 Grad erreicht werden. Auch die in unserer Klinik verwendeten Temperaturen liegen je nach Indikation im Bereich der Thermotherapie. Aber der Begriff Hyperthermie hat sich so eingebürgert, daß er auch oft dort verwendet wird, wo es sich eigentlich um Thermotherapie handelt.

Hyperthermie und Thermotherapie

TURF: Die transurethrale Radiofrequenz-Hyperthermie

Es gibt mehrere Energiequellen, um der Prostata Wärme zuzuführen: Laser, Mikrowellen, Radiowellen, Ultraschall. Sie sind alle miteinander vergleichbar, doch befinden sie sich teilweise noch im Entwicklungsstadium (siehe Seiten 117–118). Die Ultraschalltherapie könnte eines Tages eine weitere Verbesserung darstellen. Die Radiofrequenz-Hyperthermie

Gezielte Wärmezufuhr in die Prostata

119

(Kurzwellen), so wie sie in der Klinik St. Georg verwendet wird, unterscheidet sich von der Mikrowellen-Hyperthermie deutlich durch größere Zuverlässigkeit und ein breiteres Anwendungsspektrum. Im folgenden sei die Überwärmungstherapie anhand der »transurethralen Radiofrequenz-Hyperthermie« (abgekürzt TURF), wie die genaue Bezeichnung lautet und wie sie in der Klinik St. Georg angewendet wird, dargestellt. In Bad Aibling hat man sich für den Einsatz von Kurzwellen entschieden, um so schonend und so wenig aggressiv wie möglich zu behandeln. Von einer invasiven Therapie kann hierbei nicht die Rede sein.

Kurzwellen: Schonend und nicht aggressiv

Eine Sonde bringt Radiowellen in die Prostata

Wie schon das Wort »transurethral« besagt, wird die Wärme durch die Harnröhre (Urethra) an die Prostata gebracht. Das geschieht mittels eines Katheters, auf dem eine Sonde angebracht ist, die direkt in der Prostata placiert wird. Der Patient erhält eine lokale Betäubung der Harnröhre, er verspürt also keinerlei Schmerzen. Eine Vollnarkose ist nicht nötig. Über die Sonde, die direkt in der Prostata plaziert wird, werden Radiowellen so in das Gewebe abgegeben , das sie in der Prostata absorbiert und in Wärme von über 52,5 Grad Celsius umgewandelt werden.

Der Patient spürt keinerlei Schmerzen

Ein Computer berechnet die Energie

Das System der PCT 2 000 der Firma Oncotherm arbeitet nach dem Sonden-Empfänger-Prinzip. Das heißt je mehr elektromagnetische Wellen absorbiert werden, um so mehr Wärme wird produziert. Durch diese Technik werden lediglich die Prostata und das umgebende Gewebe erhitzt, während die Elektrode und das anliegende Gewebe der prostatischen Harn-

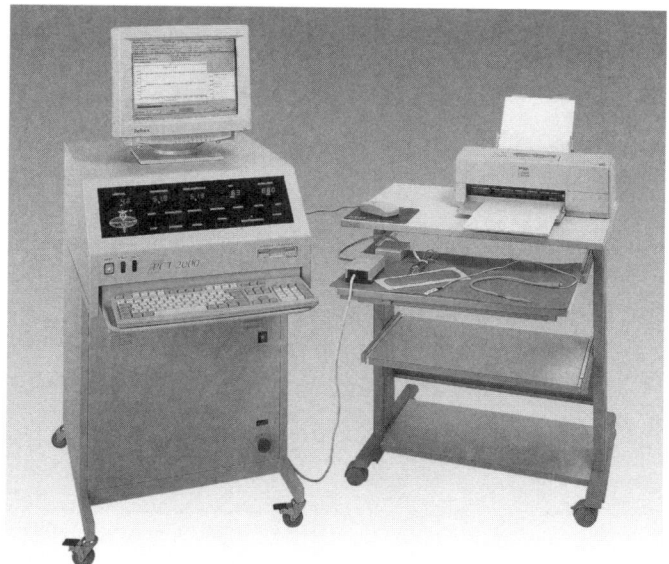

Die Hyperthermie-Behandlung wird mit dem Therapiegerät PCT 2000 durchgeführt.

röhre nicht erwärmt oder nur wenig erwärmt werden. Deshalb bedarf es bei der Radiowellenhyperthermie auch keiner Kühlung der Elektrode um die Harnröhre, um sie zu schützen. Die genaue Lage der Elektrode wird durch Ultraschall überprüft. Ein eingebauter Computer berechnet exakt die benötigte Energie zur Erreichung der erforderlichen therapeutischen Wärme. Sie wird überdies auch noch vor Ort, das heißt in der Prostata, durch hochintensive Thermometer gemessen, und während der gesamten Behandlungsdauer an den Computer gemeldet und von ihm kontrolliert. Die Dauer der Behandlung liegt mit der zur Zeit zur Verfügung stehenden Technologie zwischen 150 und 180 Minuten, je nach Prostatagröße.

Lage der Elektrode wird durch Ultraschall überprüft

Dauer der Behandlung: 150 – 180 Minuten

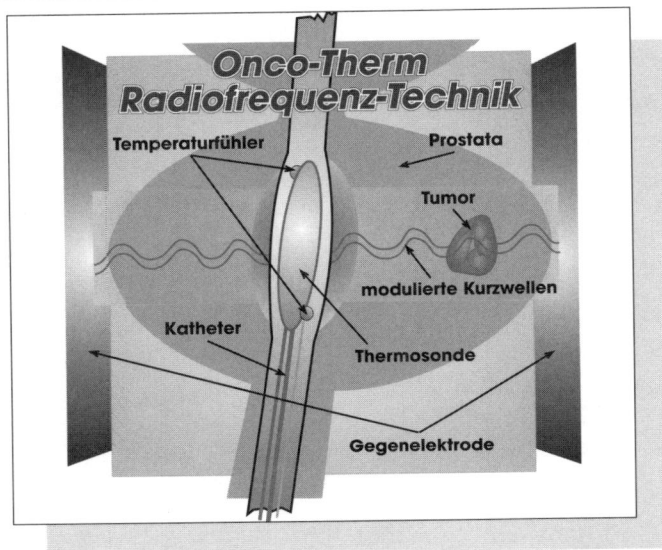

Die Onco-Therm Radiofrequenz-Technik erlaubt eine präzise Steuerung und Kontrolle während der Hyperthermie-Behandlung.

Hyperthrophiertes Gewebe wird geschädigt

Durch die Überwärmung wird das hypertrophierte Gewebe nachhaltig geschädigt, wobei hier »Schädigung« natürlich als positiv zu verstehen ist. Körpereigene Mechanismen sorgen dann dafür, daß das geschädigte Gewebe aus der Prostata entfernt und durch frisches und elastisches Gewebe ersetzt wird. Dieses neue Gewebe wird an die feste Prostatakapsel gezogen, so daß der Weg durch die Harnröhre wieder frei wird, wodurch sich die Miktion verbessert und die Symptome beim Urinieren verschwinden. Außerdem enthält das thermisch geschädigte Gewebe deutlich weniger Alpha-1-Rezeptoren (siehe Seite 110), so daß es nach der Hyperthermie auch zu einer langanhaltenden Relaxation der Prostatamuskulatur kommt, wodurch auch die irritativen Symptome verschwinden.

Und schließlich wird durch die Überwärmung auch das Enzym 5-Alpha-Reduktase (siehe Seite 113) gehemmt und damit die Umwandlung des Testosterons zum wachstumsfördernden Dihydrotestosteron (DHT).

Erfolg nach zwei bis sechs Wochen

Da die transurethrale Hyperthermie in aller Regel ambulant durchgeführt werden kann, kann der Patient schon am Tag nach der Hyperthermie zu seinem Hausarzt oder Hausurologen überwiesen werden. Im Gegensatz zur transurethralen Resektion (Operation) wird, wie schon gesagt, das wuchernde Gewebe nicht direkt entfernt, sondern verschwindet durch natürliche Abbauvorgänge. Das bedeutet, daß auf den Eintritt des endgültigen Erfolgs zwei bis sechs Wochen gewartet werden muß. Danach aber ist das Therapieergebnis in den allermeisten Fällen als gut einzustufen.

Hyperthermie: In aller Regel ambulant

Dieses Therapieergebnis wird unter anderem nach der Verbesserung des Symptomen-Scores gemessen, der selbstverständlich auch vor der Hyperthermie-Behandlung wie alle anderen Parameter genau überprüft wird. Bei statistisch erfaßten mehreren hundert BPH-Patienten betrug der Symptomen-Score vor der Behandlung im Durchschnitt 21 Punkte, sechs Wochen nach der Thermotherapie lag er im Durchschnitt bei 11 Punkten. Der Uroflow, der bei der gleichen Patientengruppe vor der Behandlung durchschnittlich bei 9 ml/sec lag, erhöhte sich sechs Wochen nach der Behandlung auf 17 ml/sec. Und die Restharnmenge, die vor der Behandlung durchschnittlich bei 73 ml lag, senkte sich danach auf 31 ml. Entsprechend klingen auch alle subjektiven Beschwerden wie beispielsweise häufiges Wasserlassen, nächtliches Wasserlassen oder Nachträufeln ab.

Deutlicher Rückgang des Symptomen-Scores

123

Die Nebenwirkungen sind nur geringfügig

Die transurethrale Hyperthermie ist aber auch noch aus anderen Gründen als großer therapeutischer Fortschritt zu betrachten. Abgesehen davon, daß während der Therapie keine oder allenfalls mal geringe Schmerzen und auch keine Komplikationen auftreten, zeichnet sich diese Therapie dadurch aus, daß die Nebenwirkungen geringfügig sind. Sie beschränken sich auf gelegentliche Harnwegsinfekte und eine minimale Blutung aus der Urethra, die leicht zu behandeln sind. Harnverhalt, der einen Katheter nötig machte, wird ebenfalls selten beobachtet. Eine retrograde Ejakulation (Ejakulation in die Blase) wurde überhaupt nicht beobachtet. Sexuelle Störungen treten nicht auf: Bei allen Patienten mit normaler Erektions- und Ejakulationsfähigkeit vor der Behandlung blieben diese auch nach der Therapie voll erhalten.

Keine Komplikationen während der Therapie

Nicht unwichtig ist auch die Tatsache, daß kein Krankenhausaufenthalt und keine Narkose erforderlich sind und daß die finanzielle Belastung vergleichsweise gering ist, letzteres auch durch die Tatsache, daß nach der Hyperthermie in vielen Fällen keine medikamentöse Behandlung mehr erforderlich ist. Im übrigen sollte man es zu schätzen wissen, daß durch die TURF im Gegensatz zur Operation die eigentliche Anatomie der Prostata nicht verändert wird, was bei einem ganzheitlichen therapeutischen Ansatz durchaus von Bedeutung ist.

Anatomie der Prostata wird nicht verändert

Kleine Carcinome werden devitalisiert

Der für die Diagnose des Prostatacarcinoms wichtige PSA-Wert wird durch die Hyperthermie vorübergehend beeinflußt. Das heißt, es kann nach einer

Hyperthermie zu einer kurzfristigen Erhöhung des PSA kommen, die aber rasch wieder zurückgeht. Der Therapeut weiß das natürlich richtig einzuschätzen. Durch die TURF kann aber auch, das sei vorweggenommen, ein inzipientes, das heißt ein eventuell noch nicht diagnostiziertes oder diagnostizierbares kleines Prostatacarcinom durch die thermische »Schädigung« mit beseitigt werden, weil bei diesem Verfahren eine nicht ganz gleichmäßige Wärmeentwicklung in der Prostata stattfindet. Dichtere Gewebsanteile werden durch höhere Wellenabsorption heißer, wodurch Krebsgewebe in der Peripherie, zum Beispiel in Kapselnähe, besonders heiß werden und damit gezielt geschädigt und devitalisiert werden. Bei der transurethralen Mikrowellentherapie (TUMT) ist dies nicht der Fall, da die Temperaturen, die zur Zerstörung von Krebsgewebe notwendig sind, im Kapselbereich (wo meist die kleinen Carcinome liegen) nicht erreicht werden, denn die Energie wird von der Sonde in das Gewebe eingestrahlt und daher wird nur das Gewebe um die prostatische Harnröhre geschädigt.

Kurzfristige Erhöhung des PSA-Wertes

Krebsgewebe wird gezielt geschädigt

Meist ist nur eine TURF-Behandlung nötig

In der Mehrzahl aller Fälle ist nur eine einmalige TURF-Behandlung nötig. Nachuntersuchungen werden nach sechs Wochen, nach drei Monaten, nach sechs Monaten und nach einem Jahr durchgeführt. Ist das Ergebnis gut oder befriedigend, ist eine weitere Behandlung nicht erforderlich. Nur bei einem kleinen Teil der Patienten, die sich einer TURF unterzogen – nämlich bei rund 12 Prozent –, erbrachte die transurethrale Hyperthermie keine befriedigenden Miktionsverhältnisse. In solchen Fällen kann man dann ein zweites Mal mit TURF behandeln, um doch noch das erwünschte Ergebnis zu erzielen, andernfalls muß dann die Indikation für die TUR-P gestellt werden. Hat also die transurethrale Hyperthermie nicht den gewünschten Erfolg gebracht, kann immer noch operiert werden. Es wird also nichts versäumt, wenn vor jeder Operation zunächst eine Hyperthermie versucht wird.

Es kann immer noch operiert werden

Kombination mit medikamentöser Therapie

Normalerweise bedarf es bei der Hyperthermie keiner weiteren medikamentösen Behandlung. Erforderlichenfalls läßt sie sich aber auch gut mit einer medikamentösen Therapie kombinieren, seien es nun Phytotherapeutika, Alpha-1-Blocker oder 5-alpha-Reduktasehemmer. Nur dann, wenn sich alle diese Therapien als ineffektiv erweisen, ist es ratsam, eine Operation in Erwägung zu ziehen. Im übrigen sind selbst starke Vergrößerungen der Vorsteherdrüse heute keine Kontraindikation mehr für die nicht-operativen Verfahren.

Und wann ist die transurethrale Hyperthermie angezeigt? Der Leser möge sich noch einmal der Stadieneinteilung nach Vahlensieck erinnern (siehe Seite 68). Für die Stadien I und II ist die lokale Hyperthermie eine vorbeugende Behandlung, um die Stadien III und IV zu vermeiden. Für die Stadien III und IV hat die Anwendung der Hyperthermie das Ziel, eine Operation unnötig zu machen.

Das Ziel: Eine Operation unnötig machen

Ein Hinweis scheint an dieser Stelle noch einmal angebracht. Viele Urologen sind mit der transurethralen Hyperthermie nicht vertraut, weil bei uns – im Gegensatz zu den USA –, der operative Eingriff immer noch als der »Goldstandard« der Prostatatherapie gilt, wenn dem Leiden medikamentös nicht zufriedenstellend beizukommen ist. Der Patient sollte das beachten, wenn er vor der Therapieentscheidung steht und vielleicht nur Ablehnendes über die Überwärmungsbehandlung hört.

Operation der benignen Prostatahyperplasie

Jeder verantwortungsbewußte Arzt wird selbstverständlich immer alle nicht-operativen und nicht-invasiven Therapiemöglichkeiten ausschöpfen, besonders dann, wenn sie erfolgversprechend sind, bevor er die Indikation zu einem operativen Eingriff als gegeben ansieht. In Deutschland wird aber immer noch zu schnell und viel zu häufig an der Prostata operiert. Viele Prostataoperationen sind absolut unnötig. Dadurch müssen viele Patienten leiden und den Krankenkassen entsteht dadurch ein enormer Schaden. Viele Millionen gehen auf diese Art und Weise verloren zu Lasten der Solidargemeinschaft.

Viele Operationen sind absolut unnötig

Indikation für eine Therapie
Nur bei absoluten Indikationen sollte eine Operation durchgeführt werden, zum Beispiel bei einer höhergradigen mechanischen Obstruktion (ausgeprägter Verschluß) mit Harnstauung, bei einem Restharn über 150 ml, bei Blasensteinen und bei einem Divertikel (Ausstülpungen) etc. Das kann sich natürlich unter Umständen relativ rasch ergeben. Der Betroffene ist aber, das wurde schon ausführlich betont, gut beraten, auch in diesen Fällen noch einen weiteren Arzt, vor allem auch einen naturheilkundlich versierten Arzt zu konsultieren, bevor er sich zu einer Operation entschließt. Operation ist nur angezeigt, wenn sich an-

dere Therapien als ineffektiv erwiesen haben, oder anders gesagt: Operative Verfahren sollten sich auf eine klare Indikation beschränken, und das sollte auch der zukünftige Trend sein. Zur Zeit ist es aber noch so, daß jeder siebente Patient mit benigner Prostatahyperplasie operiert wird.

Jeder siebente Patient wird zur Zeit operiert

Vor jedem operativen Eingriff müssen zuvor alle diagnostischen Maßnahmen angewandt werden, mit denen die Schwere der Krankheit ermittelt wird. Sollte sich hieraus die Indikation zur Operation zwingend ergeben, stehen drei Standardverfahren zur Verfügung: Die transurethrale Resektion der Prostata (abgekürzt TUR-P); die offene Adenomektomie; und die transurethrale Inzision der Prostata (abgekürzt: TUIP).

Die Transurethrale Resektion der Prostata

Resektion bedeutet operative Entfernung, in diesem Fall der adenomatösen (wuchernden) Teile der Prostata. Rund 90 Prozent der operativen Eingriffe werden nach dieser Methode ausgeführt. Sie wird endoskopisch mit dem Resektoskop durch die Harnröhre (Urethra) vorgenommen, es bedarf also keiner chirurgischen Öffnung.

Resektion ohne chirurgische Öffnung

Heute ist die Elektroresektion allgemein üblich. Es wird dabei eine mit Hochfrequenzstrom geladene Drahtschlinge eingeführt, mit der dann die Geschwulst abgetragen und nach und nach durch ein Metallrohr ausgespült wird. Die Operation wird unter lokaler Betäubung oder unter einer leichten Narkose ausgeführt. Zu größeren Schmerzen kann es auch deshalb nicht kommen, weil sich in der Geschwulst keine Schmerznerven befinden. Der Eingriff dauert circa 30–60 Minuten.

Mit einer Drahtschlinge wird die Geschwulst abgetragen

128

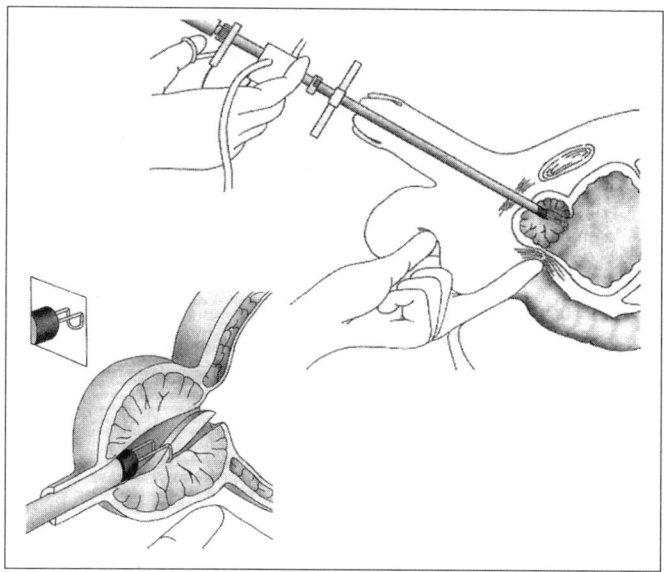

Schematische Darstellung der transurethralen Prostataresektion. Der Eingriff wird immer noch als »Goldstandard« der Therapie angesehen.

Mögliche Komplikationen während der Operation

Zu Komplikationen kann es während der Operation durch die Spülflüssigkeit (1,5 Liter und mehr) kommen, die zur Ausspülung der resektierten Geschwulstteile gebraucht wird. Die Folge ist dann eine Hyponatriämie (Verminderung der Natriumkonzentration im Blut) und eine Hyperhydration (Überschuß an Gesamtkörperwasser). Der Fall tritt allerdings selten auf und kann vom Arzt reguliert werden. Bedrohlich kann es werden, wenn der Patient aus kardialen (das Herz betreffenden) Gründen durch die zusätzliche Flüssigkeit belastet wird. Auch Blutungen können während der Operation eintreten. Patienten wird des-

Vorherige Eigen-blutspende ist anzuraten

halb empfohlen, vorher eine Eigenblutspende zur Verfügung zu stellen, um eventuellen Infektionen durch Fremdblut vorzubeugen. Geringfügige Blutungen können noch einige Tage lang auftreten, hören aber dann von selbst auf.

Mögliche Folgen nach der Operation

Nicht selten tritt nach der TUR-P eine zeitliche begrenzte Harninkontinenz auf. Sie kann mit einem Phytotherapeutikum behandelt werden. Im Falle eines auftretenden Harnwegsinfekts werden Antibiotika gegeben. Die Inkontinenz kann auch durch eine Verletzung des äußeren Schließmuskels der Urethra entstehen. Das ist bei einem von circa 200 Patienten der Fall. Dann ist gelegentlich die Implantation eines künstlichen Sphinkters (Schließmuskel) nötig.

Häufige Folge: Retrograde Ejakulation

Häufig tritt nach der TUR-P eine retrograde Ejakulation auf mit Ausstoßung des Samens in die Blase; dieser wird dann mit dem Urin abgeführt. Das bedeutet Unfruchtbarkeit. Nicht wenige Patienten klagen nach der TUR-P auch über eine erektile Dysfunktion (Unfähigkeit zur Erektion). Ob hieran die Operation allein schuld ist, ist noch nicht ganz geklärt.

Mit einer korrekt ausgeführten transurethralen Prostataresektion läßt sich in aller Regel eine befriedigende Verbesserung der Harnflußrate und auch des Symptomen-Scores um nahe an 100 Prozent erreichen. Das trifft indessen nur zu, wenn eine obstruktive Symptomatik im Vordergrund stand. Bei einer vorwiegend irritativen (Irritation bedeutet Reizung) Symptomatik liegen die Ergebnisse etwas niedriger.

Die Patienten können schon am Tag nach dem Eingriff das Bett verlassen. Postoperative Schmerzen treten nicht auf. Für einige Tage muß ein Katheter gelegt werden, um den Harn abzuführen. Bei einem kleineren Teil der Patienten ist nach fünf bis acht Jahren eine zweite Resektion erforderlich. Grund dafür ist meist, daß das Adenomgewebe nicht ganz entfernt wurde, wodurch es zu einer erneuten Obstruktion kommen kann.

Für einige Tage muß ein Katheter gelegt werden

Offene Adenomektomie bei sehr großen Wucherungen

Bei einem kleinen Teil von Patienten würde die transurethrale Resektion (dafür kommen rund 90 Prozent in Frage) nicht genügen. Hier muß der chirurgische Eingriff der offenen Adenomektomie durchgeführt werden. Hauptindikation ist ein zu großes Adenom von mindestens 80–100 Gramm.

Die Technik klingt relativ einfach: Durch einen Schnitt im unteren Teil des Bauches wird der Zugang zur Prostata eröffnet. Dann wird die Geschwulst digital, das heißt mit dem Zeigefinger, nach Gefühl ausgeschält und aus der Wunde entfernt und die Blutung gestillt. Der Blutverlust ist allerdings ziemlich hoch, weshalb meist eine oder sogar mehrere Blutkonserven gebraucht werden. Eine vorausgehende Eigenblutspende ist also unbedingt anzuraten.

Ausschälung der Geschwulst mit dem Zeigefinger

Der Erfolg einer offenen Adenomektomie gleicht dem der transurethralen Resektion (Beseitigung der Obstruktion, Verbesserung des Symptomen-Scores etc.). Auch die gleichen Komplikationen wie bei der TUR-P können auftreten. Hinzu kommen können noch Störungen bei der Wundheilung und thromboembolische Komplikationen. Die Mortalität mit bis zu zwei Prozent ist höher als nach einer transurethralen Resektion. Die Notwendigkeit einer zweiten offenen Adenomektomie liegt mit 4,5 Prozent nach acht Jahren hingegen deutlich niedriger als bei der TUR-P.

131

Die Transurethrale Inzision der Prostata

Es gibt noch eine weitere Möglichkeit: die Transurethrale Inzision der Prostata (TUIP). Inzision bedeutet
Einschnitt. Durch die Harnröhre werden tiefe Ein-
schnitte in die Prostata gemacht, um das Adenom zu
zerstören. Der nur in selteneren Fällen durchgeführte
Eingriff eignet sich im Prinzip nur bei kleinen Ade-
nomen, die aber dennoch gravierende obstruktive
Beschwerden hervorrufen. Weil bei dieser Methode
kein Gewebe entnommen wird, lassen sich keine
histologischen Erkenntnisse über ein eventuell vorlie-
gendes Carcinom machen. Die Komplikationen sind
geringfügig, auch eine Bluttransfusion ist nicht erforderlich. Retrograde Ejakulation tritt als Folge dieses
Verfahrens in einem von fünf Fällen auf. Ein geringer
Prozentsatz benötigt eine Wiederholung der Operation.

Die Inzision ergibt keine histologischen Erkenntnisse

Watchful Waiting: Unter Umständen kann man auch abwarten

Zum Schluß sei noch auf eine Vorgehensweise hingewiesen, die vor allem in den USA, zunehmend aber
auch bei uns in Erwägung gezogen wird: Watchful
Waiting. Der Begriff bedeutet: Aufmerksames Abwarten. Es kommt ja gar nicht so selten vor, daß eine
Prostata etwa bei einer Ultraschalluntersuchung aus
anderen Gründen auffällig wird oder daß ein Patient
ganz leichte Symptome einer benignen Prostatahyperplasie hat, von denen er sich aber in keiner Weise belästigt fühlt. Dann kann man die weitere Entwicklung eine Weile abwarten. Das setzt aber in der
Tat eine regelmäßige Kontrolle voraus. Auf keinen Fall

sollte der Betroffene Watchful Waiting als Ausrede betrachten und sich nicht weiter kümmern. Wenn er Glück hat, kann diese Phase lange dauern, aber wie gesagt: Kontrolle und Selbstkontrolle sind unbedingt erforderlich.

Regelmäßige Kontrolle ist Voraussetzung

Während des Watchful Waiting kann, je nach Zustand, entweder gar keine Therapie unternommen werden, oder es können bereits Phytotherapeutika eingesetzt werden, wichtig können hier auch andere Empfehlungen werden wie Ernährungsumstellung, Einnahme bestimmter Vitamine und Mineralstoffe, Enzyme sowie körperliche Aktivierung wie Beckenbodentraining, Entgiftung, Sauna etc. (siehe Kapitel 16).

12 Therapie des Prostata-carcinoms

Die Entscheidung, ob man bei Prostatakrebs einen operativen Eingriff vornehmen soll, ist eine diffizile Frage. Denn von einem bestimmten höheren Alter an muß man davon ausgehen, daß der Patient im Grunde nichts gewinnt. So ist denn, je nach Alter und Zustand des Patienten, oft eher eine abwartende Haltung angezeigt, weil man davon ausgehen muß, daß der Verlust an Lebensqualität nach der Operation beträchtlich ist. So ist die Hyperthermie auch beim Prostatacarcinom in vielen Fällen eine echte Alternative zu Operation und Bestrahlung.

Häufigster maligner Tumor des Mannes

Gegenwärtig sterben in Deutschland circa 21 000 Männer jährlich an einem Carcinom der Vorsteherdrüse, etwa 90 000 neue Fälle werden jährlich diagnostiziert. Das macht Prostatakrebs zum häufigsten malignen Tumor des Mannes und – nach Lungenkrebs – zur zweithäufigsten krebsbedingten Todesursache. In jüngster Zeit verloren Prominente wie der französische Staatspräsident François Mitterand, der Nobelpreisträger Linus Pauling und der Schauspieler Telly Savalas ihren Kampf gegen das heimtückische Leiden. Das Endstadium des Prostatakrebses ist kein sanftes Sterben, sondern in den letzten Monaten durch große Schmerzen gekennzeichnet.

134

Je jünger, desto radikaler die Therapie

Die Therapie hängt von der Bösartigkeit des Tumors und vom Alter und Zustand des Patienten ab. Sie wird heute meist noch sehr radikal durchgeführt, und zwar um so radikaler, je jünger der Patient ist. Denn vielfach ist man immer noch der Meinung, daß jüngere Männer oft schneller wuchernde Tumore entwickeln, die meist noch auf die Vorsteherdrüse beschränkt sind. Weil bei ihnen eine längere Lebensspanne auf dem Spiel steht, wird die Prostatektomie (operative Entfernung) als Mittel der Wahl angesehen. Dabei wird aber übersehen, daß noch gar nicht entschieden ist, ob dieser Eingriff einer abwartenden Haltung gegenüber überlegen ist. Zumindest kann man das nach dem derzeitigen Wissensstand noch nicht sagen. Prospektive Studien, die diese Fragen klären sollen, werden erst in ein paar Jahren abgeschlossen sein.

Prostatektomie oder abwartende Haltung?

Der Verdacht muß erhärtet werden

Bisher gibt es nur bei acht Prozent der Patienten, die sich einer radikalen Prostataresektion unterzogen haben, eine Verlaufsbeobachtung über zehn Jahre. Bevor aber nicht klipp und klar nachgewiesen ist, daß die Überlebenschancen und die Lebensqualität nach einem radikalen Eingriff verbessert sind, sind abwartendes Verhalten und andere Alternativen durchaus gerechtfertigt. Auch hier gilt also – wie bei der benignen Prostatahyperplasie – die Empfehlung, vorher den Rat eines zweiten und nötigenfalls eines dritten Experten einzuholen. Selbstverständlich wird man niemanden wegen eines erhöhten PSA-Wertes oder eines ertasteten Knotens gleich gegen Krebs behandeln. Der Verdacht muß durch weitere diagnostische

Abwartendes Verhalten ist durchaus gerechtfertigt

135

Untersuchungen erhärtet werden (Ausführliches siehe Kapitel 10). Ist die Diagnose »Prostatakrebs« erhärtet genug, erfolgt die Klassifikation des Carcinoms nach den verschiedenen Stadien. Darauf basieren die heute gängigen Therapierichtlinien.

Klassifikation des Prostatacarcinoms

Stadien	Schulmedizin
Stadium A	
A 1 Krebszellen auf eine Stelle beschränkt und noch gut differenziert mikroskopisch kleine Krebsherde in der Prostata	Beobachtung, Bestrahlung oder radikale Entfernung der Prostata Alternativ Hyperthermie
A 2 Krebszellen an vielen Stellen oder mäßig bis schlecht differenziert	Bestrahlung oder Operation Alternativ Hyperthermie
Stadium B	
B 1 ein kleiner diskreter Knoten in einem Lappen der Drüse	Bestrahlung oder Operation Alternativ Hyperthermie
B 2 ein großer oder mehrere Knoten in der Prostata oder beide Lappen befallen oder Krebszellen mäßig bis schlecht differenziert	Bestrahlung oder Operation Alternativ Hyperthermie
Stadium C	
C 1 kontinuierliche Krebsmasse, die sich etwas über die Drüse hinausgedehnt haben kann. Prostata weitgehend oder völlig tumorös	Hyperthermie oder Bestrahlung, manchmal zusätzlich Hormontherapie
C 2 Tumormasse ist in die umgebende Struktur eingedrungen	Hyperthermie oder Bestrahlung, manchmal zusätzlich Hormontherapie

Stadium D

D 1	Lymphknoten des Beckens befallen	Hormontherapie sofort oder beim Auftreten von
D 2	Fernmetastasen meist in den Knochen	Symptomen sowie palliative Maßnahmen gegen Schmerzen und andere Beschwerden

Bestrahlung als Therapie der Wahl

Gegenwärtig empfehlen Urologen Patienten im Stadium A oder B – ausgenommen vielleicht ältere Personen mit Stadium A 1 –, sich meist sofort einer von zwei Therapien zu unterziehen: nämlich entweder die Drüse entfernen oder sich bestrahlen zu lassen. Beide Maßnahmen gelten hinsichtlich der Erfolgschancen als etwa gleichwertig. Dabei wird die Bestrahlung meist von jenen Männern bevorzugt, deren körperlicher Zustand für einen chirurgischen Eingriff zu schlecht ist.

Stadium A, B oder C: Entfernung oder Bestrahlung

Sie ist – so die Lehrbücher – auch die Therapie der Wahl im Stadium C, weil Tumore, die in angrenzendes Gewebe vorgedrungen sind, operativ nicht vollständig zu entfernen sind. Im Stadium D besteht nach schulmedizinischer Ansicht kaum mehr Aussicht auf Heilung – weder mit Operation noch Bestrahlung. Patienten mit Metastasen werden daher primär mit Hormonen behandelt. Diese Therapie zielt darauf ab, das Krebswachstum zu verlangsamen sowie Schmerzen und andere Symptome zu lindern. Im folgenden werden zunächst die gängigen schulmedizinischen Eingriffe kurz beschrieben.

Stadium D: Behandlung mit Hormonen

Die radikale Entfernung der Prostata

Prostatektomie bedeutet Entfernung. Der chirurgische Eingriff wird durch den Unterbauch oder Darm aus-

Entfernung von
Prostata, Lymph-
knoten und
Bläschendrüsen

geführt. Entfernt werden die gesamte Prostata sowie Lymphknoten und Bläschendrüsen. Der Patient muß sich im klaren sein, daß es sich dabei um ein sehr aufwendiges Verfahren handelt, das entsprechende Belastungen mit sich bringt. Es wird angewendet, wenn der Tumor die Organkapsel noch nicht überschritten hat und wenn sich noch keine Metastasen gebildet haben.

Die Prostatektomie kommt vor allem für jüngere Männer in Frage. Der Patient sollte noch mindestens eine Lebenserwartung von zehn Jahren haben und es dürfen keine anderen Risikofaktoren wie zum Beispiel kardiale (Herz) Probleme vorliegen. Die Heilungsrate liegt bei über 90 Prozent. Aber es besteht ein hohes Risiko nachfolgender Inkontinenz und auch Impotenz. Letzteres kann durch ein etwas anderes Verfahren weitestgehend vermieden werden: durch die nervenschonende Prostatektomie.

*Hohe Heilungs-
rate, aber auch
hohes Risiko*

Die nervenschonende Entfernung der Prostata

*Schonung von
Nerven- und
Gefäßbündeln*

Auch bei diesem Eingriff wird die gesamte Prostata entfernt. Durch eine entsprechend komplizierte Operationstechnik werden jedoch Nerven- und Gefäßbündel, die für die Potenz und die Funktion des Blasenschließmuskels entscheidend sind, geschont. Dieses Verfahren wird empfohlen für Männer, für die die Potenz noch Bedeutung hat. Die Potenz kann bei 70 Prozent der Patienten erhalten bleiben. Die Heilungsrate ist die gleiche wie bei der radikalen Methode. Ein langer Krankenhausaufenthalt muß in Kauf genommen werden.

138

Die Strahlentherapie bei großem Tumor

Die Therapie mit Strahlen gehört schon lange zu den gängigen Krebstherapien (»Stahl und Strahl«). Sie verfolgt die gleichen Ziele wie die chirurgische Operation und kommt vor allem dann in Frage, wenn ein operativer Eingriff nicht indiziert ist oder nicht gewünscht wird.

Es gibt zwei Möglichkeiten: Die Bestrahlung von außen und die Bestrahlung von innen, bei der radioaktive Teilchen (Seeds) in die Prostata eingepflanzt werden. Beide Verfahren werden angewandt, wenn der Tumor schon groß ist und die Grenzen der Prostata bereits überschritten hat. Die Behandlung kann ambulant durchgeführt werden.

Bestrahlung von außen und von innen

Häufig werden nicht alle Tumorzellen vernichtet

Wir wissen jedoch heute, daß die Strahlentherapie nicht zu gleich guten therapeutischen Ergebnissen führt wie die chirurgische Behandlung. Bei der Prostatektomie wird der Tumor restlos entfernt, bei der Strahlentherapie, auch Radiotherapie genannt, können häufig nicht alle Tumorzellen vernichtet werden, da nicht alle Zellen auf die Radiotherapie in gleicher Weise ansprechen. So muß man nach einer Strahlentherapie mit einer geringeren Gesamtüberlebensrate rechnen. Außerdem besteht eine nicht wegzudiskutierende Gefahr, ein bleibendes Impotenz- und Inkontinenzrisiko zu entwickeln.

Nicht alle Zellen sprechen gleich gut an

So kommt die Strahlentherapie in erster Linie für Patienten in Frage, bei denen ein operativer Eingriff aus medizinischen Gründen ausgeschlossen ist oder bei Patienten, die sich zu keiner Operation entschließen wollen. Ebenbürtig ist hier auch der Einsatz der loka-

139

len transurethralen Hyperthermie, sie kann ebenso wie die Strahlentherapie zu einer Zerstörung des Prostatacarcinoms führen ohne die Nebenwirkungen. Die Effektivität der Hyperthermie kann durch eine gleichzeitige Hormontherapie deutlich gesteigert werden.

Die Hormontherapie verzögert das Tumorwachstum

Seit etwa fünfzig Jahren führt man bei fortgeschrittenen Prostatacarcinomen eine Hormonbehandlung durch. Sie basiert auf der Entdeckung von Charles B. Huggins von der Universität Chicago, daß männliche Geschlechtshormone – Androgene – das Wachstum dieser Tumorart beschleunigen und umgekehrt ihr Entzug das Wachstum verzögert. Huggins erhielt dafür 1966 den Nobelpreis. Wirksam senken läßt sich der körpereigene Androgenspiegel entweder durch ein operative oder durch eine chemische Kastration. Die operative Kastration (Orchiektomie) besteht in einer Entfernung der Hoden, denn die Hoden bilden 95 Prozent des Testosterons, das das wichtigste männliche Geschlechtshormon ist. Sie ist die älteste Form der Kastration. Damit verbunden ist der Verlust von Libido und Potenz.

Operative und chemische Kastration

Chemische Kastration durch Medikamente
Moderner und weniger belastend (nicht zuletzt psychisch) ist die chemische Kastration durch Verabreichung von Medikamenten, die die Wirkung oder Bildung von Androgenen verhindern. Allerdings werden fast alle metastasierenden Tumore irgendwann resi-

140

stent gegen die Hormontherapie. Dann bleibt fast nur die Gabe von Zytostatika mit allen ihren Nebenwirkungen und der ungewissen Wirkung auf das Tumorgeschehen. Gewöhnlich dauert die Überlebenszeit bei fortgeschrittenen Prostatacarcinomen zwei bis fünf Jahre, nachdem sich die Metastasen gebildet haben. So geht es aus der Statistik hervor.

Im Einzelfall muß das so nicht zutreffen, besonders dann nicht, wenn man schon frühzeitig konsequent konventionelle und unkonventionelle Therapiemaßnahmen miteinander verbindet. Dadurch kann man sehr wesentlichen Einfluß auf die Lebensqualität und auf die Überlebenszeit nehmen. Es liegt also am Patienten selbst, ob er sich in sein Schicksal ergibt und passiv bleibt und nur das tut, was konventionelle Mediziner ihm empfehlen, oder ob er aktiv wird und komplementäre Maßnahmen ergreift, die seine Gesundheit fördern und es dem Krebs immer schwerer machen, sich auszubreiten.

Konventionelle und unkonventionelle Therapien verbinden

Die Hyperthermie schädigt das Carcinom

Die Überwärmungsbehandlung, Hyperthermie oder Thermotherapie genannt, die ausführlich im Kapitel über die Therapie der benignen Prostatahyperplasie beschrieben wurde, ist bei Verwendung der richtigen Technik eine echte Alternative zur Operation und Bestrahlung. Denn Gewebstemperaturen über 42,5 Grad haben eine direkte tumorzerstörende Wirkung, ohne das gesunde Gewebe in Mitleidenschaft zu ziehen. Die Hyperthermie kann vor allem in frühen Stadien eingesetzt werden und gibt sowohl dem Arzt wie auch dem Patienten ein besseres Gefühl und

Gesundes Gewebe wird nicht geschädigt

mehr Sicherheit, falls sie sich gegen eine Operation und für das Watchful Waiting entscheiden möchten.

Meßbare Reduktion des bösartigen Tumorgewebes

Zerstörung des Tumors durch Hyperthermie

Die Hyperthermie kann eine Devitalisierung des Carcinoms in der Prostata herbeiführen. Besonders bei einem erhöhten PSA-Wert, dem wichtigsten Tumormarker für ein Prostatacarcinom, läßt sich nach der Hyperthermie sehr schön ein Abfall dieses Wertes demonstrieren und damit eine meßbare Reduktion des bösartigen Tumorgewebes. Und so lange der PSA-Wert im Normbereich liegt, ist keine erneute Aktivität oder gar eine Metastasierung anzunehmen. Die Operation beim Prostatacarcinom ist ja stark ins Gerede gekommen, da mehrere Studien keinen Überlebensvorteil gegenüber abwartender Haltung zeigen konnten.

Nebenwirkungen wurden bisher nicht beobachtet

Kombination von Hyperthermie und Hormontherapie

Bei der Hyperthermie wird der Tumor in der Drüse zerstört und dort durch Narbengewebe ersetzt. Die Therapie kann beliebig oft wiederholt werden, ist aber im allgemeinen nur zwei- oder dreimal notwendig. Nebenwirkungen, wie wir sie von der Operation her kennen wie Operationsmortalität, Inkontinenz oder Impotenz, wurden bisher nicht beobachtet. Eine vorübergehende Impotenz tritt nur auf, wenn die Hyperthermie mit einer Hormontherapie kombiniert wird. Dies geschieht immer dann, wenn der Verdacht auf Ausbreitung in die Lymphknoten oder in andere Organe besteht. Absolut ins Gewicht fällt, daß die Prostata erhalten bleibt und keine anatomischen Veränderungen erfährt. Auch im Falle eines Prostatacarcinoms kann die Hyperthermie ambulant durchgeführt werden, ein Krankenhausaufenthalt ist nicht nötig.

Die Behandlungsstrategie: Operieren oder abwarten?

Trotz seiner Häufigkeit ist der Prostatakrebs vergleichsweise wenig erforscht. Wie wäre es sonst zu erklären, daß Ärzte bei vielen Patienten nicht recht wissen, wie die beste Behandlungsstrategie aussehen soll. Selbst führende Experten sind sich uneinig und diskutieren durchaus kontrovers über das beste therapeutische Vorgehen. Es besteht auch Unsicherheit darüber, ob man therapieren solle oder eventuell auch nicht. Denn in einigen Fällen sind die Therapiefolgen und die damit verbundene Minderung der Lebensqualität ja schlimmer als die Krankheit selbst.

Kontroverse Diskussion über die Therapie

Ein aggressives, aber eventuell heilendes Verfahren
Auch die Befürworter der möglichst frühen Behandlung bei einem Krebsbefund sind sich natürlich der ernsten Risiken eines aggressiven, aber eventuell heilenden Verfahrens bewußt. Denn auch sie verkennen die Tatsache nicht, daß ein schmerzloser, keine Symptome verursachender Tumor nicht unbedingt einer Behandlung bedarf, zumal man vorab nichts Definitives über den künftigen Verlauf aussagen kann. Dennoch sind sie der Ansicht, daß der Gruppe mit der besten Chance durch Operation die Möglichkeit gegeben werden sollte, einem eventuell metastatischen Krebsleiden zu entgehen. Das sind Patienten mit einer kleinen, auf die Vorsteherdrüse beschränkten Geschwulst, die keine Beschwerden macht. Krankhafte Veränderungen in diesem Stadium werden heute meist über eine PSA-Bestimmung gefunden.

Künftiger Verlauf läßt sich nicht definitiv voraussagen

143

Keine Einigkeit über das Vorgehen

Doch selbst Befürworter einer aggressiven Frühthera-
pie sind sich wegen der Kosten und Risiken nicht
einig, was wirklich getan werden soll. Die Tendenz ist,
bei Männer über 70 Jahre eher eine konservative
beziehungsweise abwartende Haltung einzunehmen,
nicht zuletzt auch deshalb, weil sie in dieser Alters-
gruppe wahrscheinlich an anderen Krankheiten sterben. Der Tumor hat bei ihnen nicht mehr genügend
Zeit, so weit heranzuwachsen, daß er ernsthafte Probleme verursachen würde. Andere wollen flexibler
vorgehen und meinen, auch ältere Männer sollten
operiert und aktiv behandelt werden, sofern sie
ansonsten bei guter Gesundheit sind. Sie legen das
biologische Alter zugrunde.

Die meisten Vertreter der im Frühstadium ansetzen-
den invasiv-aggressiven Therapie (und sogar einige,
die an ihrem Nutzen zweifeln) sind aber der Ansicht,

*Erhöhtes Risiko
für Männer zwi-
schen 40 und 60*

wenigstens die Patienten zwischen 40 und 60 Jahren
zu behandeln. Sie führen an, daß einige statistische
Befunde dafür sprechen, daß Prostatakrebs bei jüngeren gefährlicher ist. Außerdem ist für diese Altersgrup-
pe selbst bei einem langsam wachsenden Tumor das
Risiko hoch, daß sie seine Fortentwicklung und Metastasierung noch erleben.

Bei vielen Patienten stellt sich eine Depression ein

Das ist sicher richtig, dennoch darf nicht übersehen
werden, daß gerade diese Gruppe durch die verstümmelnde Operation am härtesten in ihrer Lebensqualität getroffen wird. Es ist sicher richtig, hier vielmehr eine Strategie zu wählen, die der individuellen
Situation des Patienten gerecht wird. Aus den Erfahrungen der Klinik St.Georg muß man sagen: Viele der

jüngeren Patienten würden ihre verstümmelnden Behandlungen, wenn es ginge, bestimmt wieder rückgängig machen und die schonendere Hyperthermiebehandlung bevorzugen. Bei vielen dieser Patienten wurde im Alter um die 50 Jahre ein Prostatacarcinom diagnostiziert, von der Operation erholten sich die meisten zwar ohne Zwischenfälle, doch die meisten waren impotent und ein hoher Prozentsatz hat eine Inkontinenz und zwar für immer. Gegen die Impotenz kann auch Viagra kaum helfen. Bei vielen Patienten stellt sich dann eine reaktive Depression ein, außerdem kommt es zu einem bemerkenswerten Alterungsprozeß: Patienten haben nach einer Prostatektomie eine verstellte biologische Uhr und altern pro Jahr biologisch zwei bis drei Jahre, so daß die meisten Männer über kurz oder lang vergreisen.

Auch Viagra kann dann kaum helfen

Impotenz und Harninkontinenz nach aggressiver Therapie

Das wichtigste Argument gegen zu viele und zu frühe Operationen ist, daß es immer noch nicht erwiesen ist, daß die radikale Prostatektomie im Frühstadium der Erkrankung die Entwicklung von Metastasen verhindern und somit Leben retten kann. Denn auch ohne Operation würden die Patienten genauso lange leben, da sich auch in diesem Fall bei vielen keine Metastasen bilden. Die derzeit immer noch praktizierte Tendenz zu aggressiver Therapie macht immer noch zu viele Männer impotent und harninkontinent. Die Gegner von Prostataoperationen führen an, daß selbst bei einer Heilung die Nebenwirkungen der Behandlung oft den Vorteil gewonnener Lebensjahre zunichte machen. Die psychischen Probleme einer Prostatektomie und deren Folgen sind auch für Ehe

Psychische Probleme und ihre Folgen

und Freundschaft beträchtlich und müssen unbedingt bedacht werden.

Sorgfältige Überwachung statt Operation

Drei neuere wissenschaftliche Studien seien als Argument gegen die invasive Behandlung von Männern mit lokal begrenztem Prostatacarcinom angeführt. Die eine stammt von Jan-Erik Johannson und seinen Kollegen vom Hospital des Medizinischen Zentrums Örebro (Schweden) und wurde 1992 veröffentlicht. Sie bezieht sich auf 223 Prostatacarcinom-Patienten, im wesentlichen im Stadium A oder B. Die Männer waren zum Zeitpunkt der Diagnose im Durchschnitt 72 Jahre alt. Sie wurden nicht operiert, sondern nur sorgfältig überwacht. Nur beim Auftreten von Problemen mit dem Wasserlassen oder anderen Beschwerden wurde symptomatisch therapiert, zum Beispiel durch TUR-P. Bei Metastasierung wurde eine Hormontherapie begonnen. Nach zehn Jahren waren von den 223 Patienten 124 gestorben, aber nur 19 (das sind 8,5 Prozent) an den Folgen der Krebserkrankung. Die Gesamtüberlebensrate war absolut vergleichbar mit denjenigen, die operiert wurden. Warum also operieren, wenn es nicht zu einer längeren Überlebenszeit und zu einer besseren Lebensqualität führt und nur körperliche und psychische Probleme nach sich zieht?

Nur 8,5 Prozent starben an den Folgen von Krebs

Gut differenzierte und schlecht differenzierte Tumore

Eine weitere Studie, die sich zugunsten einer abwartenden Vorgehensweise anführen läßt, veröffentlichte 1993 das Team von Craig Fleming von der Universität Oregon in Portland. Bei ihr ging es speziell um den

146

Verlauf von Prostatapatienten, die sich nicht operieren ließen. Schlußfolgerung: Bei Patienten mit gut differenzierten Tumoren ist eine operative Behandlung wenig vorteilhaft gegenüber der abwartenden Überwachung. Für Patienten mit mäßig oder schlecht differenzierten Tumoren könnte sich eine Operation unter Umständen lohnen, da sich in einigen Fällen eine bis zu dreieinhalb Jahren längere Überlebenszeit feststellen ließ. Männer ab Mitte 70 profitieren dagegen nicht von einer Bestrahlung oder einer radikalen Prostatektomie im Vergleich zur bloßen Überwachung.

Männer ab Mitte 70 profitieren nicht von Bestrahlung oder Operation

Anmerkung: Anhaltspunkte für die Gefährlichkeit eines Tumors versucht man oft aus Form, Größe und Anordnung der Krebszellen in der Prostata zu bekommen. Unter »gut differenzierten« Tumoren versteht man solche, die dem normalen Drüsengewebe am meisten ähneln und die auch noch relativ geordnet wirken. Sie sind weniger aggressiv als die mäßig oder schlecht differenzierten Tumore.

Der Unterschied ist gering

Die dritte wichtige Studie, die den Unwert einer Operation des Prostatacarcinoms belegt, wurde 1994 von Gerald W. Chodak von der Universität Chicago publiziert. Chodak analysierte Daten aus sechs Untersuchungen, bei denen Männer mit lokalem Prostatakrebs vorwiegend der Stadien A und B keine Soforttherapie erhalten hatten, und verglich sie mit den Daten von operierten Männern. Zwar fiel bei der operierten Gruppe die Mortalitätsrate etwas niedriger aus, doch war der Unterschied gering. Wie die Studie aber auch zeigte, hatte die aggressive operative Therapie beträchtliche negative Auswirkungen auf die Lebensqualität.

Vergleich der Mortalitätsrate und Lebensqualität

147

Ein Umdenken im Therapieansatz wäre nötig

Die Ergebnisse dieser drei Studien sind bemerkenswert und müßten ausreichen, um zu einem Umdenken im Therapieansatz des Prostatacarcinoms zu gelangen. Aber die Wirklichkeit sieht immer noch anders aus. Patienten, die sich nicht operieren lassen wollen, werden häufig gedrängt und verängstigt. Sie geraten dann leicht in eine Krisensituation und lassen sich oft zu einer Operation überreden. Es ist daher ganz wichtig, bevor man sich zu einem solchen Schritt entschließt, unbedingt einen zweiten und dritten Arzt zu konsultieren und möglichst einen, der nicht gleich ans Operieren denkt. Ein Ausweg für mehr Sicherheit kann die Hyperthermie und eventuell eine Androgenblockade sein.

Mehr Sicherheit durch die Hyperthermie

Gegen Reihenuntersuchungen, bei denen auch der PSA-Wert bestimmt wird und die zum Ziel haben, das Prostatacarcinom möglichst frühzeitig zu erkennen, wird meist der zu hohe finanzielle Aufwand angeführt. Derzeit haben vermutlich mehr als vier Millionen deutsche Männer mikroskopisch kleine, also noch nicht tastbare Tumore. Angenommen, man würde all diese Männer innerhalb eines Jahres finden und behandeln, würde das – bei Kosten von 8 000–10 000 Mark für die Strahlentherapie und 10 000–18 000 Mark für die Operation – gewaltige Summen erforderlich machen und die ohnehin angespannte Lage der Krankenkassen dramatisch verschlechtern. Da aber noch kein endgültiger Beweis vorliegt, daß eine frühzeitige Operation überhaupt etwas nützt und die Patienten durch sie mit Lebensqualität und Überlebenszeit profitieren, wäre dies ein fatales Unterfangen und ist beim derzeitigen Wissenstand abzulehnen.

Gewaltige Summen wären erforderlich

Vernünftige Auswahl der Patienten

Die wichtigste Einsparmöglichkeit – sowohl finanziell als auch hinsichtlich der Belastung der Patienten – bietet eine abgewogene Patientenauswahl. So macht die Tumorsuche bei einem 50jährigen durchaus Sinn, während sie bei einem 70jährigen schon von fraglichem Nutzen und jenseits der Altersgrenze von 75 kaum nützlich ist. Ein 55jähriger hat ein nahezu hundertprozentiges Risiko, an seinem Prostatcarcinom zu sterben, ein 75jähriger dagegen nur noch ein 30-prozentiges. Vor allem aber sollte der Arzt bei der Entscheidung, ob und wieviel er diagnostizieren will, die zusätzlichen Krankheiten (Komorbidität) des Patienten berücksichtigen. So hat beispielsweise ein 65jähriger mit einem schlecht eingestellten Bluthochdruck und einem unbehandelten Diabetes statistisch ein viel höheres Risiko, an deren Folgen zu sterben, als an einem Prostatacarcinom.

Tumorsuche ab 75 Jahren kaum nützlich

Mehr Sicherheit durch gezielte Gewebeanalyse

Weitere Kosten und Verunsicherungen des Patienten lassen sich durch eine gezielte Gewebeanalyse vermeiden. So findet sich durch die Biopsie nur bei jedem dritten Patienten jenseits der 55, der einen erhöhten PSA-Wert hat, auch ein Prostatacarcinom. Die Folge sind dann häufig ungezielte weitere Biopsien. Eine zweite Gewebeprobe macht bei einem negativen Ergebnis der ersten aber nur Sinn, wenn man diese aus dem Mittellappen der Drüse gewinnt, wo circa 15 Prozent aller Carcinome lokalisiert sind. Finden sich in der ersten Stanze entsprechende Hinweise (nämlich eine prostatische intraepitheliale Neoplasie), sollte immer eine zweite Probe entnommen

Ungezielte Biopsien machen keinen Sinn

149

werden, denn hier liegt in jedem zweiten Fall ein echtes Carcinom vor.

Der szintigraphische Nachweis von Metastasen

Wenn die Biopsie ein Prostatacarcinom zutage fördert, muß man entscheiden, ob weitere Untersuchungen sinnvoll sind. Erster Schritt ist der Ausschluß von Knochenmetastasen durch eine Skelettszintigraphie. Knochenmetastasen lassen sich hierdurch hervorragend nachweisen. Die Szintigraphie ist aber bei 40 Prozent der Patienten überflüssig, wie eine amerikanische Studie an fast 2 000 Patienten ergab. Liegt nämlich der PSA-Wert unter 10 ng/ml, ist die Wahrscheinlichkeit von Knochenmetastasen praktisch null. Bei höheren PSA-Spiegeln dagegen ist ein Szintigramm sinnvoll, denn wenn der Tumor bereits in die Knochen gestreut hat, kommt eine Radikaloperation nicht mehr in Frage.

Szintigraphie ist nicht selten überflüssig

Wichtig kann auch die Untersuchung auf Lymphknotenmetastasen sein. Denn Patienten, bei denen dieser Befund zutrifft, können durch eine radikale Prostatektomie so gut wie nie geheilt werden. Eine solche Operation ist in diesen Fällen nicht sinnvoll. Positive Beckenlymphknoten entziehen sich jedoch häufig den bildgebenden Verfahren wie Computertomographie, Kernspintomographie oder Lymphographie. Denn mit keiner dieser Methoden lassen sich in mehr als 60 Prozent aller Fälle Metastasen aufweisen. Andererseits weiß man, daß Patienten mit einem PSA-Wert unter 10 ng/ml so gut wie nie Lymphknotenmetastasen haben.

Entfernung der Lymphknoten ist oft nicht nötig

Die Medizin steht bei Männern mit einem gesicherten Prostatacarcinom und einem Ausgangs-PSA über

150

10 ng/ml vor einem echten Dilemma. Die Operateure verlassen sich hier selten auf die klinischen Befunde. Statt dessen führen sie vor einer eventuellen Radikaloperation – meist in gleicher Narkose – ein offenes oder endoskopisches Lymphknoten-Staging durch. Unter Staging versteht man eine operative Exploration (Untersuchung) beziehungsweise Biopsie (Entnahme).

Lymphknoten-Staging vor der Operation

Vielleicht werden in der Zukunft immer mehr Urologen davon überzeugt, daß ein operatives Verfahren beim Prostata-Carcinom nur äußerst selten indiziert ist. Die Sextantenbiopsie könnte das bewirken. Bei diesem Verfahren werden je zwei Biopsien aus beiden Prostatalappen und dem Mittellappen entnommen. Eine Studie des Universitätskrankenhauses Hamburg-Eppendorf hat gezeigt, daß bei über dreihundert Patienten mit Prostatacarcinom, bei denen eine solche Sextantenbiopsie gemacht wurde, nur in 70 Prozent der Fälle maximal vier der sechs Gewebeproben ein Carcinom enthielten, und daß von denen, die weniger als vier positive Proben hatten, nur in zwei Prozent der Fälle ein Lymphknotenbefall nachgewiesen wurde. Das ist wiederum ein Beweis, daß durch eine gute Diagnostik auch bei mehr als zwei Dritteln aller Prostatacarcinom-Patienten eine operative Lymphadenektomie nicht nötig ist.

Die problematische und häufig unnötige Lymphadenektomie mag ein weiterer Hinweis sein, daß die derzeit übliche Therapie des Prostatacarcinoms weitestgehend durch nicht aggressive Methoden wie zum Beispiel Hyperthermie und eventuell Hormontherapie sowie andere komplementäre Methoden ersetzt werden kann.

Lymphadenektomie: problematisch und häufig unnötig

151

13 Die Therapie der Prostatitis

Meist sind es Männer zwischen 20 und circa 40 Jahren, die von Prostatitis, einer Entzündung der Prostata, betroffen werden. Diese Erkrankung kann vor allem auf dem Boden einer Abwehrschwäche entstehen. Meist wird sie symptomatisch mit Antibiotika behandelt und klingt ab. Zuverlässig wirkt auch die Hyperthermie, weil durch die Überwärmung Keime abgetötet werden. Mit naturheilkundlichen Therapien, zu denen auch die Hyperthermie zu zählen ist, lassen sich zuverlässig Abwehrschwächen beheben. Falls krankmachende Herde vorliegen, ist eine Sanierung zu empfehlen.

Die Prostatitis – manchmal auch Prostatodynie genannt – ist eine entzündliche Krankheit der Prostata. Sie wird durch Bakterien (bakterielle Prostatitis) oder durch Viren beziehungsweise andere Erreger (nichtbakterielle Prostatitis) hervorgerufen und ist vorrangig eine Krankheit der jüngeren Männer: Die meisten Patienten sind zwischen 20 und 40 Jahre alt, befinden sich also in der sexuell aktivsten Phase (siehe dazu das Kapitel über die Diagnosen). Meist liegt bei ihnen eine Abwehrschwäche vor, so daß ihr Körper nicht von sich aus mit den Erregern fertig wird. Und meist ist deshalb

Der häufigste Grund: Eine Abwehrschwäche

152

ein naturheilkundlich orientierter Arzt die richtige Adresse, weil Zähne und andere chronische Herde (kranke Gaumenmandeln, Blinddarm, Stirnhöhlen, Galle) oder eine gestörte Darmflora (Mißverhältnis zwischen gesunden und kranken Darmbakterien) mitbeteiligt sein können. Auch eine außerordentliche psychische Belastung schwächt die Abwehrkräfte.

Chronische Herde können mitbeteiligt sein

Antibiotika gegen die bakterienbedingte Entzündung

Liegt eine bakterienbedingte Entzündung vor, werden in der Regel Antibiotika gegeben. Sie müssen mindestens zehn Tage, unter Umständen auch vier bis sechs Wochen eingenommen werden. Um das richtige Antibiotikum zu finden, muß vorher die Art der Erreger ermittelt werden. Häufig ist die Therapie mit Antibiotika aber nicht erfolgreich, so daß sie wiederholt werden muß. Viele Keime sind auch resistent gegen Antibiotika. Die Antibiotikabehandlung ist keine ursächliche, sondern nur eine symptomatische Therapie. Außerdem haben Antibiotika Nebenwirkungen, die das pathologische Geschehen unter Umständen noch verstärken und so mit dazu beitragen können, daß die Entzündung chronisch wird. Eine naturheilkundliche und auf endgültige Ausheilung abzielende Therapie ist daher immer ratsamer.

Antibiotika: Eine symptomatische Therapie

Überwärmung tötet die Keime ab
Als wirksame Alternative zur Antibiotikabehandlung bietet sich die transurethrale Thermotherapie (ausführlich dargestellt bei der Behandlung der benignen

Prostatahyperplasie) an. Denn durch die gleichmäßige Überwärmung der Prostata über zwei bis drei Stunden werden selbst die resistentesten Keime abgetötet, und die örtliche Abwehr in der Prostata wird so verbessert (auch gegenüber anderen Erregern), daß das Leiden häufig mit einer einzigen Behandlung dauerhaft beseitigt werden kann.

Sanierung von Herden und Darmflora

Falls krankmachende Herde an anderer Stelle im Körper vorliegen (siehe Seite 153), ist eine Sanierung zu empfehlen, zumal solche Herde auch an vielen anderen Krankheiten beteiligt sein können. Das gleiche gilt für die Darmflora. Der Darm ist von Natur aus üppig mit Bakterien besiedelt, die eine ganze Reihe von wichtigen Funktionen haben. Vor allem Fehlernährung über lange Zeit führt zu Fäulnis- und Gärungsprozessen, durch die sich krankmachende Bakterien ansiedeln, die die Darmflora schädigen. Eine Sanierung erreicht man durch die orale Einnahme gesunder Bakterienkulturen über längere Zeit. Weitere Hinweise auf die Ernährung, die auch für die Therapie von Bedeutung sind, lesen Sie im Kapitel über die Vorbeugung von Prostataerkrankungen.

14 Die Therapie der Prostato-pathie

Vorwiegend jüngere Menschen werden nicht selten von ungeklärten Prostataschmerzen betroffen. Das Organ ist oft kerngesund, verursacht aber dennoch beträchtliche Schmerzen. Häufig ist diese Prostato-pathie nichts anderes als eine Reaktion auf über-mäßigen Streß. Oder es liegen körperlichen Proble-me zugrunde. Entscheidend für die Therapie ist es also, diese Auslöser auszuschalten. Dann steht einer Heilung in der Regel nichts mehr im Wege. Der Betroffene ist gefordert, belastende Lebensumstände selber zu durchdenken.

Ungeklärter Prostataschmerz tritt bei der sogenannten Prostatopathie (wörtlich soviel wie: Leiden an der Prostata) auf. Sie befällt am häufigsten Männer zwischen 25 und 50 Jahren. Bakterielle Erreger sind meist nicht oder nicht mehr nachweisbar. Darin liegt der Hauptunterschied zur Entzündung der Prostata. Das Organ selbst ist oft kerngesund, schmerzt aber trotzdem und kann dem Betroffenen das Leben zur Hölle machen. Einige Studien lassen auf psychische Ursachen schließen. Aber auch organische Ursachen wie Krämpfe im Bereich der Schließmuskulatur können

Gesundes Organ und dennoch Schmerzen

155

vorkommen. Ebenso können chronische Herde oder eine veränderte Darmflora beteiligt sein (siehe Kapitel »Die Therapie der Prostatitis«).

Ein Hauptauslöser ist übermäßiger Streß

Häufig ist also die Prostatopathie lediglich eine Reaktion auf Streß und auf Probleme an anderen Stellen im Körper. Gelingt es, den Streß und diese Probleme zu beheben oder zu mildern, verbessern sich in nahezu 90 Prozent der Fälle auch die Beschwerden. Daher empfiehlt es sich, nach Ursachen von – eventuell unbewußten – Streßfaktoren zu suchen und diese so nachhaltig wie möglich auszuräumen. Da kann schon ein Urlaub Wunder wirken, in dem man sich – ohne Streß und ohne Telefon – Zeit nehmen kann, belastende Lebensumstände zu durchdenken und Schlachtpläne zu entwerfen, wie man dem Streß künftig begegnen kann.

Ein Urlaub kann Wunder wirken

Heilreize durch die Neuraltherapie

Sehr gut hilft die Neuraltherapie nach Huneke. Der Arzt spritzt dabei Procain oder ähnliche Mittel an Reflexzonen, das heißt an Hautabschnitte, die über Nervenbahnen jeweils mit inneren Organen in Verbindung stehen. Dadurch werden Heilreize ausgelöst und auch das vegetative Grundsystem günstig beeinflußt. Aber auch die transurethrale Hyperthermie kann sehr nützlich sein, besonders dann, wenn in der Vergangenheit doch häufiger Erreger nachgewiesen wurden.

Auch chronische Verstopfung schadet

Wissen sollte man auch, daß Verstopfung schadet. Darum muß versucht werden, den Darm mit Ballaststoffen in Schwung zu bringen. Die Darmflora sollte eventuell saniert werden. Öfter mal ein heißes Bad hilft Verspannungen im Genitalbereich zu lösen. Hilfreich kann auch Yoga sein, weil man mit speziellen Yogaübungen die beteiligten Muskelgruppen kräftigen und die Spannung im Beckenbodenbereich reduzieren kann. Der Prostatastoffwechsel wird durch die genannten Maßnahmen stimuliert.

Ein heißes Bad kann Verspannungen lösen

Medikamente für Nerven und Durchblutung
Sinnvoll kann zusätzlich eine Behandlung mit Medikamenten sein, besonders mit solchen, die das Nervensystem beruhigen, zum Beispiel Hypericum (Johanniskraut) und L-Tryptophan. Ebenso können durchblutungsfördernde Mittel Sinn machen. Beachten sollte man noch: Zuviel Alkohol schädigt bekanntlich die Leber. Das führt dazu, daß schädliche Hormone nicht mehr genügend abgebaut werden und die Prostata darunter leidet.

15 Prostataerkrankungen und Sexualität

Mit Prostataerkrankungen ist sehr häufig eine Minderung oder gar der Verlust von Libido und Potenz verbunden. Es versteht sich von selbst, daß damit auch die Psyche betroffen ist. Das Ausmaß der sexuellen Beeinträchtigung hängt nicht nur von der Schwere des Leidens ab, sondern auch von der Art des Eingriffs. Auch in diesem Sinne ist die Hyperthermie eine besonders schonende Methode. Ganz wichtig ist es, daß man das Verständnis der Partnerin sucht und findet und sich so auch psychisch stabilisiert. Ganz allgemein gilt, daß Sex für die Prostata gesund ist.

Libido und Potenz auch in höherem Alter

Zur Lebensqualität gehört auch die Sexualität. Je nach Altersstufe macht sie sogar einen beträchtlichen Teil davon aus, wobei natürlich die jüngeren Männer erheblich mehr von einer beeinträchtigten Fähigkeit zur Sexualität betroffen sind als die älteren. Aber im Grunde besitzen auch Männer im Alter von 70 und mehr Jahren noch Libido und Potenz, um Sex auszuüben. Zur genaueren Definition: Unter Libido versteht man den Drang beziehungsweise die Lust zur Befriedigung sexueller Bedürfnisse und zur körperlichen Vereinigung; Potenz ist die Fähigkeit zur Ausübung, die sich beim Mann in erster Linie durch Erektion äußert.

Sexuelle Hemmungen – eine Frage der Mentalität

Libido und Potenz hängen nicht nur von den körperlichen Fähigkeiten ab. Eine nicht zu unterschätzende Rolle spielt auch die Psyche. Häufig hat »Impotenz« nur seelische Gründe, auf die hier nicht eingegangen zu werden braucht – mit einer Ausnahme: Inwieweit fühlt sich ein Prostatapatient durch sein Leiden sexuell gehemmt oder gar unfähig zu sexuellen Handlungen? Das hängt natürlich von seiner Mentalität ab. Der Pessimist oder gar der Hypochonder, der sein Leiden noch viel schwärzer sieht als es tatsächlich ist, wird stärker beeinträchtigt sein als der Optimist, der seinen Lebensmut behält und seine Heilungschancen positiv sieht. Eine zuversichtliche Einstellung zur Krankheit – und dies trifft für fast alle zu – trägt immer zur Besserung und leichteren Überwindung der Krankheit bei. Zur psychischen Stabilisierung gehört auch, daß man als Patient über seine Probleme und Ängste offen mit seiner Partnerin spricht. Nichts ist schlimmer, als wenn man seine Probleme nur mit sich allein herumträgt. So werden sie nur noch schwieriger und unüberschaubarer, während sie sich im vertrauten Gespräch in aller Regel auf ein erträgliches Maß zurückführen lassen oder nicht selten ganz verschwinden.

Auch seelische Gründe spielen mit

Offen mit der Partnerin sprechen

Verluste nach radikalen Eingriffen
Aber das ist nur die eine Seite. Die andere, die körperlichen Probleme, fallen mindestens ebenso sehr

159

ins Gewicht. Libido- und Potenzminderung oder gar Verlust können ohne Zweifel mehr oder minder mit Prostataleiden und ihrer operativen Behandlung verbunden sein. Das Ausmaß hängt nicht nur von der Schwere des Leidens, sondern auch von der Art des Eingriffs ab. Darauf wurde jeweils schon bei der Darstellung der Krankheiten und der verschiedenen Therapiemethoden hingewiesen. Vor allem bei radikalen Eingriffen muß immer mit Verlusten gerechnet werden, zumindest für eine gewisse Zeit.

Verluste hängen von der Art des Eingriffs ab

Hyperthermie läßt den Sex unbeeinflußt

Auch hier darf man die Hyperthermie besonders hervorheben: Nach ihr treten in aller Regel weder Libido- noch Potenzverlust auf. Wer sich mit ihr als Patient vertraut gemacht hat, wird also erkennen, daß er sich erst gar keine großen Sorgen um seine Sexualität zu machen braucht. Das ist auch gar nicht so schwer zu erklären.

Obwohl sich die hyperthermische Behandlung in ihrem Erfolg durchaus mit verschiedenen radikalen Methoden vergleichen lassen kann, ist sie doch ganz wesentlich auf eine Schonung des Patienten ausgerichtet, und das betrifft auch solche gravierende Nebenwirkungen wie eine Verminderung oder gar den Verlust der sexuellen Fähigkeiten. Mit einem Wort: Sex ist nach einer transurethralen Prostatatherapie unbeeinflußt.

Retrograde Ejakulation in die Blase

Bei verschiedenen Therapien wurde auch schon darauf hingewiesen, daß eine der Nebenwirkungen eine retrograde Ejakulation sein kann, also daß das Ejakulat nicht durch die Harnröhre ausgestoßen wird, sondern umgekehrt in die Blase gelangt. Es wird dann mit dem Urin ausgeschieden. Auf die Fähigkeit zum Orgasmus hat das keinen Einfluß. Doch sind solche Männer dann praktisch unfruchtbar und können keine Kinder mehr zeugen, weil die Spermien nicht dort hin gelangen, wo sie sein sollten. Bei älteren Männern dürfte das allerdings nur in ganz seltenen Ausnahmen noch eine Rolle spielen.

Sexualstörungen bei Prostatitis und Prostatopathie

Sexualstörungen treten häufig auch schon bei jüngeren Patienten auf, wenn sie an Prostatitis oder Prostatopathie erkrankt sind. Sie klagen dann über einen zu frühen Samenerguß, aber auch über eine mangelhafte Erektion, manchmal auch über Schmerzen beim Verkehr. Dann kommt rasch das psychische Element hinzu: Die Angst vor dem Versagen. Und es tritt nicht selten eine »totale Impotenz« auf. Für Männer im typischen Prostatitisalter, also von 20 bis etwa 40, ist das natürlich eine ganze besondere Einschränkung ihrer Lebensqualität. Doch läßt sich sagen, daß diese Probleme nach einer erfolgreichen Behandlung (auch hier sei auf die Möglichkeit der Hyperthermie hingewiesen) wieder verschwinden. Nicht zuletzt hängt das auch davon ab, wie rasch es dem Patienten durch entsprechende Aufklärung gelingt, seine psychischen Blockaden abzubauen.

Vorzeitiger Samenerguß und mangelhafte Erektion

Sex ist gut für die Prostata

Im übrigen darf man sagen, daß regelmäßiger Sex für die Prostata gesund ist. Das gilt nicht nur für die noch nicht erkrankte Prostata, sondern auch, wenn bereits Erkrankungen vorliegen. Und das gilt im besonderen bei Prostatitis und Prostatopathie. Über die Frequenz

161

Medikamentöse Behandlung von Sexstörungen

des Sexualverkehrs läßt sich keine zuverlässige Aussage machen, sie wird ja ohnehin von der individuellen Potenz bestimmt. Sexstörungen lassen sich heute natürlich auch medikamentös – zum Beispiel mit Viagra oder Muse – behandeln. Diese Medikamente sind rezeptpflichtig und können vom Arzt verschrieben werden.

16 Lebensweise und Vorbeugung

Krankheit ist nicht einfach nur unvermeidliches Schicksal. Bis zu einem gewissen Maß liegt es in jedermanns Hand, ob und in welchem Schweregrad man davon betroffen wird. Es hängt vieles von der Lebensweise ab. Die Mißachtung der Grundregeln einer gesunden Lebensweise und viele »schlechte« Gewohnheiten bereiten der Krankheit den Boden und fallen genauso ins Gewicht wie eine genetische Disposition. Auch für die Prostata kann man eine Menge tun, um vorzubeugen oder um eine bereits manifeste Krankheit sich nicht zu weit entfalten zu lassen und um die ärztliche Therapie zu unterstützen.

Keine Krankheit kommt plötzlich; zwar mögen wir vielleicht ihren Ausbruch als »plötzlich« empfinden, in Wirklichkeit verhält es sich anders: Der Krankheit wurde schon lange vorher der Weg beziehungsweise der Boden bereitet, auf dem sie entstehen konnte. Häufig geschieht dies aus Unwissenheit und vielleicht auch dadurch, daß wir uns vorher keine Gedanken über den Erhalt der Gesundheit gemacht haben. Häufig sind es Gewohnheiten, ist es der Lebensstil, der krank macht. Um Gesundheit zu erhalten, muß daher

Gewohnheiten und Lebensstil können krankmachen

163

Nur eine Minder-heit lebt gesund-heitsbewußt

gelegentlich auf so manche liebe Gewohnheit verzichtet werden. Nur eine Minderheit in unserem Land lebt gesundheitsbewußt, stellt ihre Lebensweise konsequent auf Erhaltung der Gesundheit ein. Leider gilt ganz besonders für Prostataleiden, daß kaum einer in unserem Lande weiß, was man vorbeugend tun kann.

Vorbeugung ist mehr als medizinische Prävention

In der Medizin ist zwar häufig die Rede von Prävention und, bezogen auf die Prostata, werden hier Vorsorgeuntersuchungen angeboten und von der Kasse bezahlt. Dies ist aber keine Vorbeugung oder Prävention im eigentlichen Sinne, sondern allenfalls eine frühe Späterkennung. Die digital-rektale Untersuchung, ergänzt durch Ultraschall und den PSA-Test, ist eine Maßnahme, Prostataleiden schon in einem sehr frühen Stadium zu ermitteln, also keine Methode, um sie gar nicht erst entstehen zu lassen.

Prävention ist für viele ein Fremdwort

Wenn selbst von diesem Angebot nur eine Minderzahl der Männer Gebrauch macht, kann man sich vorstellen, daß Prävention und was damit gemeint ist, für viele ein Fremdwort ist. Irgendwie ist das ja auch sehr menschlich. Wer will denn schon permanent an seine Gesundheit denken … Der große Humorist Karl Valentin hat das einmal köstlich parodiert: »Kann denn so viel Gesundheit überhaupt gesund sein?« Sie wäre es!

Aber Vorbeugung ist noch viel mehr als medizinische Prävention. Vorbeugung bedeutet, so zu leben, daß die Gesundheit nicht nur möglichst nicht gefährdet wird, sondern daß sie ganz aktiv gefördert wird. Daß

164

das möglich ist, soll auf den folgenden Seiten speziell in bezug auf Prostataleiden gezeigt werden. Und all die guten Ratschläge gelten nicht nur im Sinne der Vorbeugung, sondern haben erst recht ihren Wert, wenn ein Leiden schon aufgetreten ist und sie die Therapie zu unterstützen vermögen.

Ergreifen Sie rechtzeitig die Eigeninitiative

Die Eigeninitiative ist hier gefragt. Und sie sollte nicht erst ergriffen werden, wenn das Kind schon in den Brunnen gefallen ist. Der Leser wird im übrigen rasch feststellen: So groß sind die »Opfer« gar nicht, die er dabei bringen sollte, zumal sie ja, was die allgemeine Lebensweise betrifft, auch gar nicht prostataspezifisch sind, sondern der Vorbeugung einer Vielzahl von Krankheiten dienen. Ergreifen Sie also die Eigeninitiative und Sie werden mit einer gewissen Wahrscheinlichkeit Prostataleiden vermeiden beziehungsweise um viele Jahre verschieben, oder Sie werden die Therapie Ihres Leidens nicht unerheblich unterstützen.

Die »Opfer« sind gar nicht so groß

Ernähren Sie sich prostatafreundlich

In Ostasien ist Prostatahyperplasie wie auch Prostatakrebs eher selten. Dies ist schon seit Jahren auf Grund vergleichender Statistik bekannt. Einer der Gründe wird in der unterschiedlichen Ernährung gesehen. Die Ostasiaten ernähren sich mehr mit Gemüse und Obst, von Reis, Erbsen und Bohnen, Sojaprodukten und Vollkorn als Menschen in den westlichen Industrieländern. Pflanzliche Lebensmittel enthalten reichlich Phytosterole, Phytoöstrogene und Isoflavone, die auch als Phytopharmaka Verwendung finden.

Die Ostasiaten ernähren sich gesünder

165

Wenig Fleisch und wenig tierisches Fett

Auch die Ernährung in den Mittelmeerländern ist anders zusammengesetzt als die unsere. Sie besteht ebenfalls zu erheblich größeren Anteilen aus Gemüse, Getreide, Obst, Hülsenfrüchten. Schon allein ein höherer Konsum an Tomaten zum Beispiel stellt einen gewissen Schutz vor Prostatakrebs dar, weil das in Tomaten enthaltene Lycopin freie Radikale in ihrer krebsfördernden Wirkung hemmen kann. Beide Kostarten, die asiatische und die mediterrane, zeichnen sich durch wenig Fleisch und wenig tierische Fette aus, enthalten dafür aber reichlich Fasern, frisches Obst, Gemüse und ungesättigte Fettsäuren (pflanzliche Öle).

Diese beiden Beispiele mögen zeigen, worauf die Ratschläge für eine gesündere Ernährung hinauslaufen. Amerikanische Krebsexperten gehen schon so weit, daß sie heute empfehlen, täglich fünfmal kleine Portionen Frischgemüse aufzunehmen, um Krebs vorzubeugen. Bei uns (und übrigens auch bei den Durchschnittsamerikanern) sieht die Wirklichkeit aber immer noch ganz anders aus, und das trotz aller Aufklärungsbemühungen von Ernährungsexperten, einschlägigen Zeitschriften, Krankenkassen etc. Nach wie vor dominieren in unserer Ernährung Fleisch und Fett, pflanzliche Anteile dagegen sind nach wie vor »Beilage« zum Essen. Obst – eigentlich eine vorzügliche Zwischenmahlzeit – wird gerade von Männern nicht sehr geschätzt.

US-Empfehlung: Täglich fünfmal Frischgemüse

Am wichtigsten ist pflanzliche Kost

Warum ist pflanzliche Kost und speziell pflanzliche Frischkost so wichtig? Dafür gibt es eine ganze Reihe von Gründen, von denen hier die wichtigsten aufgeführt seien:

166

1. Der Gesamtstoffwechsel wird aktiviert.
2. Stoffwechsel-Abbauprodukte, die überall im Körper zu Organschädigungen beitragen, werden vermehrt ausgeschieden.
3. Nur pflanzliche Kost enthält ausreichend Ballaststoffe (Faserstoffe), die die Verdauung in Schwung bringen und so vor allem den Darm (Darmflora) gesund erhalten.
4. Pflanzliche Kost sättigt bei weniger Kalorien genauso gut wie tierische Kost und hilft so, Übergewicht zu vermeiden bzw. abzubauen, das auch bei Prostataleiden einen ungünstigen Einfluß hat.
5. Pflanzliche Kost enthält reichlich Mikronährstoffe (Vitamine, Spurenelemente, sekundäre Pflanzenstoffe etc.), die in tierischen Produkten nicht oder nur in geringem Maße vorkommen. Die meisten »Vitalstoffe« finden sich in der »Vollwertkost«. Gemeint sind hiermit Lebensmittel, die möglichst naturbelassen sind, also nicht industriell bearbeitet, sondern auf natürlichen Böden gezogen wurden und die nicht »geschönt« sind. Der Anteil an Mikronährstoffen in Vollwertkost ist nachgewiesenermaßen höher als in üblichen Lebensmitteln.

Fünf Gründe, die für pflanzliche Kost sprechen

Mikronährstoffe sind Radikalenfänger

Mikronährstoffe sind Vitamine, Mineralstoffe, Spurenelemente, Fettsäuren, Bioflavonoide etc. Der Körper braucht sie, weil seine verschiedenen Funktionen entscheidend davon abhängen, ob sie vorhanden sind oder nicht. Sie sind auch für eine dauerhafte Prostatagesundheit ausschlaggebend. Die meisten Vitamine und auch Mineralstoffe wirken als Radikalenfänger, sie neutralisieren die sogenannten freien Radikale. Hierbei handelt es sich um aggressive Substanzen, die

Das schädliche Treiben der freien Radikale

167

ständig im Körper selbst entstehen (vor allem durch Fehlverwertung von Sauerstoff) oder von außen in den Körper eindringen (Umweltgifte etc.). Diese freien Radikale können Zellen so schädigen, daß sie krebsig entarten oder Anlaß zu einer Vielzahl von Krankheiten geben. Zum Glück gibt es »Gegenspieler«, durch die die freien Radikale (Oxidantien) neutralisiert werden. Und das sind vor allem bestimmte Vitamine und Spurenelemente. Die wichtigsten sogenannten antioxidativen Vitamine sind Vitamin A beziehungsweise Beta-Carotin, Vitamin C und E sowie die Spurenelemente Selen und Zink, um nur einige zu nennen.

Die Gegenspieler der freien Radikale

Ein Drittel weniger Prostatacarcinome

Ein Beispiel für die Wirksamkeit solcher »Radikalenfänger« kann eine Studie der Universität Helsinki zeigen. In ihr wurde nachgewiesen, daß 32 Prozent weniger Prostatacarcinom-Fälle auftraten, wenn die Probanden über mehrere Jahre täglich Vitamin E und Beta-Carotin einnahmen. Viele stellen sich deshalb die Frage: Soll man entsprechende Präparate einnehmen oder nicht? Es ist gewiß sinnvoller, seinen Vitalstoffbedarf aus der Nahrung optimal zu decken. Dafür muß man allerdings sehr auf eine gesunde Ernährung achten, besonders auch deshalb, weil es immer schwieriger wird, ein Optimum an Mikronährstoffen über die Ernährung sicherzustellen. Bei den meisten ist daher heute leider eine tägliche Supplementierung mit Vitaminen, Mineralstoffen, Spurenelementen und anderen Pflanzenstoffen angezeigt.

Präparate einnehmen oder nicht?

Es wäre schon viel gewonnen, wenn mehr Männer das Fleisch zur Beilage zum herrlichen Gemüse und Salat machten. Fleisch sollte immer mager sein, ein Übermaß an tierischen Fetten ist in den meisten Fällen nachteilig. Deshalb sollte man auch Garmethoden mit Öl bevorzugen. Sehr gut sind Olivenöl, Leinöl, Sonnenblumenöl und Distelöl etc. Die Öle sollten kalt gepreßt sein.

Zu empfehlen: Fisch und Milchprodukte
Fisch ist ein ideales Nahrungsprodukt, da er neben Eiweiß viel ungesättigte Fettsäuren enthält. Milchprodukte sind, falls sie nicht gerade die höchste Fettstufe haben, sehr anzuraten; Joghurt zum Beispiel hat einen günstigen Einfluß auf die Darmflora.

Den Verbrauch von Zucker und Zuckerprodukten sollte man sehr einschränken. Das Gleiche gilt für Weißmehlprodukte. Bei beiden Produkten handelt es sich um sogenannte leere Kohlenhydrate, die deshalb so heißen, weil sie keine oder nur geringe Anteile an wertvollen Mikronährstoffen haben. Die Kohlenhydrate, wie sie in Vollkornprodukten, Kartoffeln (die zu Unrecht im Ruf als Dickmacher stehen), Hülsenfrüchten und Nüssen vorkommen, sind weniger problematisch, da sie langsamer resorbiert werden und daher weniger Insulin benötigen.

Warnung vor Zucker und Weißmehl

Ungünstig auf die Prostata können sich scharfe Gewürze auswirken. Auch bei Salz sollte man sparsam sein.

Ein träger Stuhlgang schädigt die Prostata
Prostatapatienten haben oft einen trägen Stuhlgang und nicht selten sogar eine chronische Obstipation. Diese wirkt sich ebenfalls negativ auf die Prostatafunktion aus. Sie kann die Symptome eines Prostataleidens fördern und verstärken. Zu ihrer Beseitigung kann man über sechs bis acht Wochen folgendes probieren:

169

Ein Programm gegen chronische Obstipation

1. Morgens noch im Bett 2–3 Minuten lang den Bauch kreisend massieren, rechts unten beginnend, nach oben und dann nach links unten.
2. Nach dem Aufstehen ein Glas kaltes Wasser trinken (übt Druck aus).
3. Zum Frühstück ein ballaststoffreiches Müsli, z.B. mit etwas Leinsamen oder Weizenkleie.
4. Vor- und nachmittags einen Becher Joghurt als Zwischenmahlzeit.
5. Ebenfalls etwas Leinsamen oder Weizenkleie zum Mittagessen.
6. Über den Tag mindestens zwei Liter Flüssigkeit trinken.
7. Abends ein paar Dörrpflaumen essen.

Falls dies konsequent durchgeführt wird, genügt es in fast allen Fällen, um eine chronische Obstipation zu beseitigen. Abführtabletten kommen ganz zuletzt, wenn überhaupt, denn der Arzt verfügt noch über viele und sehr effektive Methoden, um den lahmen Darm der meisten Prostatiker wieder in Schwung zu bringen.

Trinken Sie reichlich – zum Beispiel Tee

Lieber keine scharfen Alkoholika

Eine zu geringe Flüssigkeitsmenge schadet nicht nur dem Körper, sondern auch der Prostata. Täglich sollte man wenigstens 1,5 Liter trinken. Ältere Menschen verlassen sich häufig nur auf das Durstgefühl und trinken deshalb meist zu wenig. Eiskalte Getränke sollten gemieden werden, sie haben, egal um welches Getränk es sich handelt, einen negativen Einfluß auf das Harnverhalten. Auf scharfe Alkoholika sollte ebenfalls weitgehend verzichtet werden. Leichte Alkoholi-

170

ka wie Wein und Sekt sind in geringen Mengen erlaubt. Bier sollte wegen des Hopfens, der eine lähmende Wirkung auf die Blasenfunktion hat, gemieden werden. Kaffee wird unterschiedlich vertragen, Tee trinken ist besser.

Von Ackerschachtelhalm bis Pfefferminze

Empfehlenswert sind Kräutertees. Zu nennen sind vor allem Ackerschachtelhalm, Arnika, Bärentraube, Birkenblätter, Brennessel, Goldrute, Kamille, Pfefferminze. Sehr günstig sind spezielle Teemischungen aus der Apotheke wie zum Beispiel Blasen- und Nierentee. Auch schwarzer Tee kann getrunken werden, weil seine Wirkungen milder sind als die von Kaffee. Grüner Tee hat sogar aufgrund seiner Inhaltsstoffe eine krebsvorbeugende Wirkung.

Kräutertees, die der Prostata bekommen

Bleiben Sie in Bewegung

Bewegungsmangel ist bei vielen Krankheiten eine Mitursache. Auch bei Prostataerkrankungen spielt Bewegungsarmut eine Rolle. Also verschaffen Sie sich Bewegung. Denken Sie daran im Alltag und nutzen Sie die Möglichkeiten, die Sport bietet. Hier gilt vor allem die schon lange auch wissenschaftlich untermauerte Erkenntnis, daß Sport (und natürlich auch vergleichbare andere körperliche Anstrengung) Einfluß auf das auch für die Prostata wichtige Immunsystem hat. Sie sollten wissen: Sport in Maßen ist grundsätzlich immunstärkend, übertriebener Sport wie etwa ein professioneller Sport kann dagegen das Immunsystem schwächen. Auch hier kommt es auf die Dosierung an.

Sport in Maßen stärkt das Immunsystem

171

Nicht günstig: Radfahren, Motorradfahren, Reiten

Es gibt einige Sportarten, die viel Spaß machen, aber leider nicht günstig für die Prostata sind. Hierzu gehört vor allem Radfahren. Es kann sich leider negativ auswirken, wenn man zu lange und ohne Pausen fährt oder einen zu harten Sattel (Sporträder) hat. Ähnliches gilt für das Motorradfahren. Hier kann bei mangelhafter Schutzkleidung auch noch ein ungünstiger Kälteeinfluß hinzukommen. Autofahren wirkt sich dann negativ aus, wenn die Fahrzeit zu lange und die Pausen zu gering sind, so daß eine zu lange Phase der Bewegungsarmut entsteht. Reiten, dieser edle Sport, ist leider auch prostataunfreundlich und sollte vermieden werden, wenn bereits Prostataprobleme vorliegen.

Beim Fahren immer mal Pause machen

Sportarten, die man empfehlen kann

Schwimmen ist gut, aber der Prostata zuliebe sollte das Wasser nicht zu kalt sein. Ideal sind gut gewärmte Hallenbäder. Auf einen guten Kälteschutz sollte man auch beim Skisport (Alpin und Langlauf) achten; vor allem kalte Liftsitze sind sehr nachteilig, ansonsten gibt es aber gegen das Skilaufen keine Einwände.

Ideal sind gut gewärmte Hallenbäder

Laufen, Joggen, Walking, Schlittschuhlaufen, Rollerskating, Wandern sind nützliche Sportarten, dazu Tennis, Tischtennis, Golf, Hallensport und was es sonst noch gibt. Wer bereits an der Prostata erkrankt ist, ist gut beraten, vorher mit seinem Arzt zu sprechen. Das Maß der Belastung richtet sich nach der individuellen Leistungsfähigkeit. Auf keinen Fall sollte man zu ehrgeizig sein. Empfehlenswert ist auch tägliche Gymnastik, auch wenn es nur fünf Minuten sein können. Der große Vorteil: Man kann sie Zuhause und bei jedem Wetter praktizieren. Falls es einem an Einfällen für geeignete Übungen fehlt, stehen heute entsprechende Fitness-Center zur Verfügung, die nach medizinisch gesicherten Empfehlungen trainieren. Aber um das nötige Maß an Bewegung zu haben, genügt Gymnastik allein nicht.

Gymnastik ist gut, genügt aber nicht

Jeder Sport regt die für alle Organe so wichtige Durchblutung an und erhöht den Muskeltonus der Prostata, was für eine Prostatagesundheit vorteilhaft sein kann.

Die Prostata hat es gern warm

Kälte, und besonders feuchte Kälte, ist nachteilig für die Prostata. Denn Kälte vermindert die Durchblutung und das wirkt sich unter Umständen besonders schlimm im Beckenbereich aus. Eine gute Durchblutung aber ist für alle Bauchorgane wichtig. So kann es schon zu einer negativen Beeinträchtigung führen, wenn nach dem Schwimmen die nasse Badehose nicht sofort gewechselt wird.

Warme Kleidung, warme Schuhe

Wärme ist in erster Linie eine Frage der Bekleidung. So gilt es vor allem, sich immer gut warm mit entsprechender Unterwäsche zu halten. Hosen dürfen nicht zu eng sein, denn sonst kann sich zwischen Kleidung und Körper kein Wärmepolster bilden. Wärme ist aber auch eine Frage guten Schuhwerks. Warme Schuhe helfen mit, Prostataerkrankungen zu vermeiden. Schuhe sollten weit sein, damit sich auch in ihnen Wärme halten kann. Stiefel, eventuell gefüttert, sind allemal besser im Winter. Denn auch kalte Füße wirken sich negativ auf den Prostata- und Blasenbe-

Kalte Füße verändern den Blutfluß

173

reich aus, weil sie zu einer Veränderung des Blutflusses führen. Manche Männer leiden jahrelang an kalten Füßen, man spricht sogar von einem »chronischen Kaltfuß«. Der Prostata zuliebe sollte man dies möglichst umgehen.

Sitzbäder mit Kamille und Heublumen

Kräftiges Trockenbürsten, entsprechende Salben und ein warmes Fußbad helfen gegen kalte Füße. Vor allem ansteigende Fußbäder sind ein gutes Hausmittel und werden folgendermaßen durchgeführt: Man stellt die Beine bis zu den Knien in ein Gefäß mit Wasser von etwa 33–35 Grad. Durch sukzessives Zugießen von heißerem Wasser erhöht man die Temperatur langsam auf 40 Grad. Der gesamte Vorgang sollte ungefähr eine Viertelstunde dauern. Das hört sich ein bißchen umständlich an. Zur Vereinfachung gibt es ein eigenes Gerät, das die Temperatursteigerung automatisch besorgt. Dieses Gerät (»ansteigendes Fußbad nach Schiele«) kann man in Sanitätshäusern kaufen oder ausleihen. Nach einigen Wochen regelmäßiger Anwendung hat sich die Durchblutung der Beine so sehr verbessert, daß man auf das ansteigende Fußbad zumindest für längere Zeit wieder verzichten kann.

Erwärmung in der Badewanne

Wärme in den Körper bringt selbstverständlich auch das warme Wannenbad. Die optimale Temperatur für den Kreislauf liegt zwischen 38 und 40 Grad. Die Badedauer sollte 25 Minuten nicht übersteigen. Nach dem Baden sollte man sich vor zu schneller Abkühlung schützen, am besten dadurch, daß man sich für eine Weile ins Bett legt. Abends ist das warme Vollbad auch eine gute Einschlafhilfe.

Für die Prostata empfehlen wir auch Sitzbäder. Sitzbad bedeutet, daß man sich so in die Wanne setzt, daß das Wasser vom oberen Teil der Oberschenkel bis zum Nabel reicht. Das geht am besten in einer Sitzbadewanne. In das Wasser können heilende Zusätze wie Kamille oder Heublumen gegeben werden. Die Temperatur der Sitzbäder sollte nicht über 40 Grad gehen, die Dauer liegt bei circa 10 Minuten. Auch hier empfiehlt sich anschließende Bettruhe.

Heublumen nennt man ein Gemisch von Gräsern und Blüten, die man früher tatsächlich vom Heuhaufen nahm. Das muß man heute natürlich nicht mehr, sondern bekommt den Zusatz in der Apotheke. Hier bekommt man auch den »Heublumensack« in verschiedenen Größen. Man weicht ihn in heißem Wasser ein und legt ihn für eine gute halbe Stunde oder länger auf den Unterbauch. Gut zugedeckt wird der Unterbauch kräftig durchwärmt. Diese Wärmeanwendung kann man zur Vorbeugung und auch zur Behandlung nützen. Gleiches gilt für ähnliche Auflagen wie etwa mit unserem Aiblinger Moor in Form von Moorpackungen oder Moorbädern. Eine Heizdecke sollte nicht verwendet werden.

Heublumensack, Moorpackungen, Moorbäder

Die Prostata mag keinen übermäßigen Streß

Wer leidet nicht mehr oder weniger unter Streß? Ohne Streß geht es eigentlich bei niemandem ab. Es kommt aber darauf an, wie groß das Ausmaß ist und wie gut man damit fertig wird. Zahlreiche Studien haben das Phänomen Streß untersucht und kommen immer wieder zu dem gleichen Schluß: Die Gesundheit hängt wesentlich davon ab, inwieweit es gelingt, mit Streß fertig zu werden. Auch ist unwidersprochen, daß Streß krank machen kann.

Die Gesundheit hängt wesentlich von der Streßbewältigung ab

175

Schädliche Überforderung durch ständige Reize

An sich ist Streß aber nicht nur negativ. Er ist nichts anderes als die Antwort des Körpers auf irgendwelche äußeren oder inneren Reize, denen wir ständig ausgesetzt sind. Das ständige Spiel zwischen Reiz und Reizantwort ist ganz normal – soweit es ausgeglichen ist, kann man Streß durchaus als gesund ansehen. Der Organismus ist sogar darauf angewiesen, er braucht es zum Training. In diesem Sinne spricht man denn auch von »Eustreß«. Bedenklich und gefährlich wird Streß erst, wenn der Organismus durch ständige Reize überfordert wird und darauf übermäßig reagieren muß. In diesem Sinne spricht man von »Disstreß«. Er ist der negative und krankmachende Streß.

Vorstufen verschiedener Erkrankungen

Dieser (Dis-)Streß kann eine Vielzahl von mehr oder minder gravierenden Folgen haben wie zum Beispiel Nervosität, mangelnde Konzentrationsfähigkeit, Gereiztheit oder auch allgemeine Abgeschlagenheit. Häufige Streßfolgen sind Schlafstörungen, Kopfschmerzen, Schwindelgefühle, Schweißausbrüche, Herzsensationen, Druckgefühle in der Halsgegend, Störungen der Verdauung oder Blasenfunktion und bei Männern Impotenz (wenigstens zeitweise) und/oder Prostatabeschwerden. Alle diese Symptome sind zunächst Vorstufen verschiedener Erkrankungen. In Bezug auf die Prostata können sie aber das Frühstadium einer »echten« Erkrankung bedeuten.

Gestörte Streßverarbeitung fordert ihren Tribut

Die Gründe, warum Streß bei den einen krankmachend wirkt, andere unbeeinflußt läßt, liegen in der Persönlichkeit. So können tägliche Überbeanspruchung, Hetze und Hektik, Sorgen im Beruf den einen schädigen, den anderen kaltlassen. Nur wenn dies nicht erkannt wird, wird es wirklich gefährlich. Denn irgendwann fordern die Folgen einer gestörten Streßverarbeitung ihren körperlichen Tribut. So kann es zu Magengeschwüren oder Kreislaufstörungen kommen, auch Herzinfarkte werden mit Streß in Zusammenhang gebracht. Krebs kann zumindest gefördert werden, auch der der Prostata.

Negativer Streß ist also alles andere als harmlos. Er signalisiert uns, daß der Organismus bereits in den Zustand der »chronischen Überforderung« geraten ist. Und hier sind Einsicht und Eigeninitiative gefragt. Natürlich bedarf man in dieser Situation der Beratung und der eventuellen Behandlung durch erfahrene Therapeuten. Es hängt ganz wesentlich davon ab, ob durch Beeinflussung und Veränderung der Lebensweise die Fähigkeit gewonnen wird, Streß zu verarbeiten und abzubauen. Streß kann uns beherrschen, wenn man nicht gegensteuert und wir uns ihm hilflos ausliefern. Streß kann man aber auch bewältigen. Dies sollte man in seine Überlegungen mit einbeziehen, wenn es gilt, Prostataleiden zu verhindern oder ihr Fortschreiten so weit wie möglich einzudämmen.

Streß signalisiert chronische Überforderung

Streß läßt sich bewältigen

Der Streßbewältigung dient auch, was wir schon über Ernährung und Bewegung gesagt haben. Durch eine gesunde Ernährung wird der Organismus weniger belastet, ausreichende Mikronährstoffe sorgen dafür, daß die Körperfunktionen (auch die der Nerven) besser und harmonischer ablaufen und daß gleichzeitig mehr Schadstoffe ausgeschieden werden, die diese Funktionen negativ belasten. Eine gesunde Ernährung wird leider von der Mehrzahl der Männer nicht ernst genug genommen, solange keine Beschwerden vor-

Ernährung und Bewegung gegen Streß

177

liegen. Bewegung kräftigt den Organismus ganz wesentlich und ist, in Maßen, ein hochwirksames Mittel gegen übermäßigen Streß – man kann dem Streß sozusagen direkt davonlaufen. Hoch einzuschätzen ist bei vielen Sportarten auch das Naturerlebnis mit seinem beruhigenden Einfluß auf die Psyche.

Aber man kann noch viel mehr tun, beispielsweise für einen gesunden und guten Schlaf sorgen. Denn die Erholung durch den Schlaf ist enorm wichtig und von der Natur für die Regeneration vorgesehen. Viele Menschen haben Schlafstörungen. Dies sollte aber nicht dazu verleiten, gleich Schlaftabletten einzunehmen, weil sie nur für eine Art »künstlichen« Schlaf sorgen und abhängig machen können.

Sorgen Sie für einen guten Schlaf

Es gibt genug natürliche Mittel, auf die man bei Schlafstörungen zunächst zurückgreifen sollte. Beispiele: Ein warmes Vollbad mit beruhigenden Zusätzen wie Baldrian, Hopfen, Melisse oder Lavendel; ein Glas Milch mit Honig (beide enthalten beruhigende Substanzen wie Calcium für die Nerven); milde Schlaftees wie Melisse, Baldrian oder Hopfen können ebenso nützlich sein wie die regelmäßige Einnahme von Johanniskraut. Aufregung in den letzten Stunden des Tages (Fernsehkrimis etc.) sollte man zugunsten entspannender Lektüre vermeiden. Üppiges fettes Essen zu später Stunde ist nicht nur ungesund, sondern kann auch den Schlaf stören. Wenn innere Unruhe die Ursache für Schlafstörungen ist, erfordert das ärztliche Abklärung. Ganz wichtig zur Streßvermeidung ist die Fähigkeit, sich entspannen zu können. Hilfreich können Hobbys sein. Falls man noch keines hat, sollte man vielleicht darüber nachdenken, sich eins zuzulegen. Nichts

Melisse, Baldrian, Hopfen, Johanniskraut

Legen Sie sich ein Hobby zu

178

führt so angenehm aus dem Alltag und aus dem Streß heraus wie eine zweckfreie Lieblingsbeschäftigung. Die Arbeit und den Broterwerb sollte man allerdings nicht zum »Hobby« machen. Rechtzeitige Pausen sind hilfreich – von der kleinen Pause während der Arbeit über den Feierabend und das regenerierende Wochenende bis hin zum Urlaub; zweimal Urlaub jährlich ist sinnvoller als einmal. Freundliche Gespräche, Unterhaltungen, Musik, Lektüre, Theaterbesuche, Kino – alles entspannt. Natürlich auch das Fernsehen, wenn man es nicht im Übermaß konsumiert. Ebenso wirksam: Sport, der Spaß macht.

Pausen machen und regenerieren

Autogenes Training – die beste Entspannung

Die beste Entspannung erfährt man durch autogenes Training. Es kann zu einem völligen Streßabbau führen. Beim autogenen Training werden Übungen zur Selbstbeeinflussung mit dem Ziel durchgeführt, einen inneren Zustand der Ruhe und Erholung zu erreichen, aus dem dann, vergleichbar mit dem Schlaf, die Fähigkeit zu einem Neuaufbau von Kräften erwächst. Man kann mit Hilfe dieser Technik alle psychischen und physischen Funktionen beeinflussen. In Form von Autosuggestionen kann man auf alle Vorgänge im Organismus Einfluß nehmen. Diese Suggestionen wirken nicht nur über den Verstand, sondern aktivieren tiefere Schichten des Unterbewußtseins. Autogenes Training muß man in Kursen erlernen, am besten bei einem erfahrenen Psychotherapeuten. Es lohnt sich, denn wer eine solche Entspannungstechnik beherrscht, ist nicht mehr oder nicht mehr so leicht aus der Ruhe zu bringen. Nervöse Störungen, Verspannungen, Verkrampfungen lösen sich und selbst der härteste Streß verliert seine Problematik.

Selbst Streß verliert seine Problematik

179

Entspannung tagsüber durch pflanzliche Mittel

Auch pflanzliche Beruhigungsmittel können tagsüber zur Entspannung beitragen. So macht zum Beispiel Baldrian, der abends in den Schlaf führt, tagsüber nicht müde, beruhigt aber. Auch Johanniskrautpräparate sind geeignet. Nicht zuletzt sei auch die Akupunktur erwähnt. Sie wirkt nicht nur regulierend auf die verschiedenen Körperfunktionen, sondern mobilisiert auch Energien, die man benötigt, um Streß abzubauen.

Akupunktur mobilisiert gegen den Streß

Körper, Geist und Seele

Seit geraumer Zeit setzt sich die Erkenntnis durch, daß es bei verschiedenen organischen Krankheiten immer auch eine psychische Komponente gibt. Psychischer Streß findet einen körperlichen Niederschlag. Psyche bedeutet Seele, Soma Körper. Man spricht deshalb auch von Psychosomatik. Hiermit ist die Wechselwirkung von Seele und Körper gemeint. Im klinischen Sprachgebrauch versteht man darunter den psychischen Einfluß auf somatische Vorgänge. Enge Zusammenhänge bestehen diesbezüglich zum Beispiel bei Asthma bronchiale oder Colitis ulcerosa (der geschwürigen Dickdarmentzündung).

Krankheit hat nicht nur körperliche Ursachen

Körper, Geist und Seele – eine »Ganzheit«

Die Ganzheitsmedizin, die wir in diesem Buch vertreten, geht aber noch viel weiter. Sie geht davon aus, daß Körper, Geist und Seele eine Einheit bilden – sozusagen eine »Ganzheit«. Die Entstehung von Krankheiten hat nie nur eine rein körperliche Ursache, sondern auch die anderen beiden Ebenen – Geist und

Seele – sind mitbeteiligt. Der große römische Philosoph Marc Aurel hat das in dem Satz ausgedrückt: »Unser Leben ist das, was unsere Gedanken daraus machen.« Das ist zwar vielleicht nur eine allgemeine Formulierung. In bezug auf Krankheit aber steckt etwas Wahres darin.

Ein berühmter Chirurg hat es so erfahren: »Ich habe immer wieder erlebt, daß Patienten, die sagten, es helfe doch alles nichts mehr, viel früher und eher starben als jene, die meinten, ich würde ihnen schon helfen.« Es gibt eine bemerkenswert große Zahl an Patienten, die pessimistisch und negativ eingestellt sind und so eine Verschlechterung ihres Zustandes geradezu herbeiführen. Sie sind krank geworden und verschlimmern ihr Leiden durch negative Gedanken, durch pessimistische Erwartungen. Durch fehlenden Kampfgeist geben sie zu früh auf und vergeben dadurch gute Heilungschancen. Hypochondrie und Selbstmitleid schaffen eine ganz schlechte Situation für jede Heilung.

Negative Gedanken verschlimmern das Leiden

Mit positivem Denken die Krankheit beeinflussen

Nur wenige Menschen wissen, welche Kraft positives Denken verleiht. Denn wenn negative Gedanken einen negativen Einfluß auf Krankheitsentstehung und Krankheitsverlauf haben, trifft auch der Umkehrschluß zu: Mit positivem Denken läßt sich Krankheit, läßt sich ihre Entstehung und ihr Verlauf genauso positiv beeinflussen. Mit negativem Denken entzieht man der Gesundheit eine ganz wichtige Grundlage – mit positivem Denken unterstützt man sie. Positives Denken und Fühlen (denn für die Psyche gilt das Gleiche) sind wichtige Säulen für unsere Gesundheit und Lebenskraft.

Positives Denken – eine Säule der Gesundheit

181

*Arbeiten Sie an
sich selbst*

Ein wichtiges Instrument zur Krankheitsvermeidung, aber auch zu ihrer Heilung liegt also in uns selbst. Es gibt freilich kein Patentrezept für positives Denken und Fühlen, man muß sich schon ein bißchen darum bemühen und an sich selbst arbeiten. Aber man kann es üben, zum Beispiel dadurch, daß man versucht, in allem das Positive zu sehen und das Negative eher geringer zu bewerten. Diese Einstellung macht das Leben in vielem angenehmer und leichter.

Übertriebener Ehrgeiz und zu hohe Anforderungen stören leicht die innere Harmonie und Zufriedenheit. Innere Harmonie und Ruhe aber sind eine gute Voraussetzung, daß die drei Komponenten unserer »Ganzheit« – Körper, Geist und Seele – miteinander in Einklang stehen.

Zusätzliche biologische Therapien

*Für die Nachsorge
oder sogar primär
präventiv*

Es gibt eine Reihe von biologischen Zusatztherapien, die von Naturheilärzten komplementär bei verschiedenen chronischen Erkrankungen eingesetzt werden. Sie können hier kurz erwähnt werden. Vor allem finden solche Verfahren in der Krebsnachsorge häufige Verwendung. Naturheilärzte messen ihnen aber auch einen primär präventiven Wert bei. Bei diesen Heilmethoden handelt es sich im wesentlichen um folgende:

Mistel, Thymusextrakt, Enzyme, Sauerstoff
Misteltherapie: Mistelextrakte in Form von Injektionen vermögen die körpereigene Abwehr zu verstärken und helfen, das Tumorwachstum zu kontrollieren. Thymustherapie: In Thymusextrakt (THX), genauer in den Thymuspeptiden, wurde eine Reihe von immu-

nologisch wirksamen Substanzen nachgewiesen. Sie vermögen die für die Abwehr so wichtigen T-Lympho-zyten, deren Produktion durch die Thymusdrüse des Menschen im Alter immer mehr abnimmt, zu stimu-lieren und können so ebenfalls die Tätigkeit des Immunsystems unterstützen.

Enzymtherapie: Enzyme sind Substanzen, die zu therapeutischen Zwecken aus bestimmten Pflanzen gewonnen werden. Sie sorgen dafür, daß schädliche Immunkomplexe aufgelöst werden und der Organis-mus mit Schädigungen – Ödemen und Entzündungs-prozessen – besser umgehen kann.

Sauerstofftherapien: Sauerstoff ist ein lebenswichtiger Energielieferant für die meisten Stoffwechselabläufe. Eine Verschlechterung der Sauerstoffversorgung der Zellen beschleunigt den Alterungsvorgang und macht damit auch anfälliger für Krankheiten. Am bekann-testen ist die Sauerstoff-Mehrschritt-Therapie, die generell bei degenerativen chronischen Krankheiten eingesetzt werden kann und Regenerationsvorgänge in Bewegung bringt.

Zu beachten ist, daß es sich hier wirklich nur um kom-plementäre Maßnahmen handelt, also um zusätzliche Therapien. Sie können keine der in diesem Buch beschriebenen Therapiemaßnahmen ersetzen. Der behandelnde Arzt muß entscheiden, ob er sie auch bei Prostatakrebs zu einer eventuellen Nachbehand-lung einsetzen will. Als vorbeugende Maßnahmen, also wenn noch kein Prostataleiden vorliegt, mögen sie im einen oder anderen Fall erwogen werden.

Begriffserklärungen

Abdomen-Übersichtsaufnahme: Röntgenaufnahme des Bauches.
Ablation: Operative Abtragung.
Adenom: Gutartige Geschwulst (Tumor) aus Drüsenzellen.
Anamnese: Genaue Befragung des Patienten nach Symptomen und Krankengeschichte (frühere Krankheiten etc.).
Androgene: Gesamtheit der männlichen Geschlechtshormone.
Antikörper: Substanzen, die im Körper gebildet werden als Reaktion auf Antigene, um diese zu bekämpfen.
Antigen: Substanz, die im Körper als fremd erkannt wird und dadurch eine Reaktion des Immunsystems (Immunantwort) durch die Bildung von Antikörpern hervorruft.
Ätiologie: Lehre von den Krankheitsursachen sowie auch die Ursachen selbst, die einer Krankheit zugrunde liegen.
Atrophie: Wachstumsstörung, Schwund.

Bakteriurie: Bakterien im Urin.
Ballondilatation: Ballonkatheter zur Dehnung der Harnröhre.
Benigne Geschwulst: Gutartiger Tumor.
Biopsie: Entnahme einer Gewebeprobe zum Zwecke der mikroskopischen Untersuchung.

Carcinom: Häufigste Krebsart verschiedener Organe mit wucherndem Wachstum. Carcinome führen sehr häufig zur Bildung von Metastasen (Tochtergeschwülsten).
Computertomographie: Diagnosetechnik, bei der Röntgenstrahlen mit einem Computer verbunden sind und bei der man Querschnittbilder von den verschiedensten Körperpartien gewinnen kann, die wesentlich detaillierter sind als normale Röntenaufnahmen.
Cystoskopie: Blasenspiegelung.

Darmflora: Bakterienbesiedlung des Darms.
Detrusor: Muskulatur, die die Entleerung der Harnblase bewirkt.
Digital-rektale Untersuchung: Abtastung der Prostata mit dem durch den Enddarm (Rektum) eingeführten Finger.
Dihydrotestosteron: Genauer: 5-alpha-Dihydrotestosteron. Aktive Form des männlichen Geschlechtshormons Testosteron. Ein Überschuß führt zur pathologischen Veränderung der Prostata.

184

Divertikel: Ausstülpungen, die von den Wänden eines Hohlorgans ausgehen.
DRU: Digital-rektale Untersuchung.
Dysfunktion: Funktionsstörung.
Dysurie: Schmerzhaftes Wasserlassen, häufig in Verbindung mit Pollakisurie.

Ektasie: Erweiterung von Hohlorganen.
Ektomie: Herausschneiden.
Elektroresektion: Abtragung von pathologischem Gewebe mit Hilfe einer elektrischen Schlinge.
Endoskopie: Ausleuchtung und Untersuchung von Körperhohlräumen und Hohlorganen mit einem Endoskop. Dabei können auch Gewebeproben entnommen und kleinere Eingriffe vorgenommen werden. Der große Vorteil: Der Körper braucht nicht chirurgisch geöffnet zu werden.
Enukleation: Ausschälung.
Enzyme: Eiweißkörper, die im Körper gebildet werden und die als Biokatalysatoren wirken, d. h. durch ihre Anwesenheit werden die verschiedensten chemischen Reaktionen in Gang gesetzt.
Epithel: Oberste Zellschicht von Haut- und Schleimhautgewebe, das im Körperinneren Hohlorgane auskleidet.

Fibrose: Pathologische Vermehrung des Bindegewebes.
Freie Radikale: Substanzen, die teils im Körper gebildet werden, teils auch von außen eindringen, Zellen schädigen bzw. zur Entartung bringen, und dadurch an der Entstehung und Ausbreitung vieler Krankheiten mitbeteiligt oder auch Ursache dafür sind.
5-alpha-Reduktase: Enzym, das für die Entwicklung der Prostata sorgt. Es kann aber auch die Wachstumsvorgänge übermäßig antreiben und dadurch das Prostatagewebe übermäßig vermehren.

Ganzheitsmedizin: Geht von der Auffassung aus, daß Körper, Psyche und Geist eine Einheit bilden und Krankheit nicht nur rein körperliche Ursachen hat.
Glatte Muskeln: Muskeln, die vom vegetativen Nervensystem gesteuert werden und deshalb nicht vom Willen beeinflußt werden können.

Hämospermie: Beimengung von Blut in der Samenflüssigkeit.
Harntrakt: Sämtliche harnableitende Wege von der Niere bis zur Harnröhre.
Harnwegsinfekt: Zumeist durch Bakterien hervorgerufene Entzündung der Harnwege.
Histologie: Wissenschaft von den Körpergeweben und deren mikroskopische Untersuchung.
Hormone: Substanzen, die im Körper gebildet und von endokrinen Drüsen abgesondert werden, um die verschiedensten Körper-

funktionen zu steuern und zu regulieren, z. B. männliche und weibliche Sexualhormone.

Hormontherapie: Entzug von männlichen Geschlechtshormonen, weil diese das Tumorwachstum beschleunigen.

Hyperplasie: Krankhafte Vergrößerung eines Organs oder Gewebes durch zahlenmäßige Vermehrung der Zellen, wie es z. B. bei der benignen Prostatahyperplasie der Fall ist.

Hyperthermie: Überwärmungsbehandlung, Therapie mit Geräten, die höhere Wärmegrade an bestimmte Gewebebereiche bringen.

Hypertrophie: Krankhafte Vergrößerung eines Organs oder Gewebes durch Zunahme des Zellvolumens, ohne daß sich die Zahl der Zellen vermehrt.

Hypophyse: Hirnanhangdrüse, die den Hormonhaushalt des Körpers reguliert.

Imperativer Harndrang: Unfähigkeit, den Harndrang und damit die Entleerung zurückzuhalten.

Indikation: Heilanzeige, zwingender Grund, ein bestimmtes diagnostisches oder therapeutisches Verfahren anzuwenden. Gegenteil: Kontraindikation.

Inkontinenz: Unfähigkeit, den Harn willentlich zurückzuhalten sowie unkontrollierbarer Harnabgang.

Intermittierender Harnstrahl: Während des Wasserlassens unterbrochener Harnstrahl.

Invasive Therapien: Invasiv bedeutet eindringend. In der Medizin vorwiegend Therapien, die nur durch operative Verfahren ermöglicht werden.

Inzision: Einschnitt.

Irritation: Beeinträchtigung.

Kastration: Die ältere Form der Kastration besteht in einer Entfernung der Hoden. Üblich ist heute die chemische Kastration mit Medikamenten, die die Bildung von Androgenen verhindern. Zweck: Das von Androgenen geförderte Tumorwachstum zu verzögern.

Katheter: Röhrenförmige Instrumente, die in ein Hohlorgan eingeführt werden.

Kernspintomographie: Diagnoseverfahren, mit dem man Querschnitte und dreidimensionale Darstellungen verschiedener Organe ohne Strahlen bekommt.

Koagulation: Blutstillung.

Konservative Therapie: Nicht-operative Behandlung.

Kontraindikation: Gegenanzeige, Grund, ein bestimmtes diagnostisches oder therapeutisches Verfahren nicht anzuwenden.

Kontraktion: Anspannung eines Muskels oder Hohlorgans, z. B. der Harnblase.

Laser: Elektromagnetische Wellen, die durch Bündelung zu einer konzentrierten Lichtbestrahlung mit extremer Lichtdichte medizinisch genutzt werden (Laserbehandlung).

Libido: Drang nach körperlichem Kontakt und körperlicher Vereinigung zur Befriedigung sexueller Bedürfnisse.

Lymphadenektomie: Operative Entfernung von Lymphknoten.

Lymphknoten: Lymphe ist eine Gewebsflüssigkeit, die in eigenen Lymphbahnen fließt, die verschiedensten Aufgaben hat und als Teil des Immunsystems von großer Bedeutung für die körpereigene Abwehr ist. In den Lymphgefäßen befinden sich Lymphknoten, die wie ein Filter Schadstoffe einfangen und unschädlich machen.

Maligne Geschwulst: Bösartiger Tumor.

Metaplasie: Gewebeveränderung, die durch Umwandlung eines Zelltyps in einen anderen Typ entsteht.

Metastasen: Tochtergeschwülste eines malignen Tumors von gleicher Malignität (Bösartigkeit) in entfernten Körperbereichen.

Mikrowellentherapie: Transurethrale Überwärmungsbehandlung, abgekürzt TUMT.

Miktion: Wasserlassen.

Morbidität: In Prozenten ausgedrückte Zahl der Krankheitsfälle innerhalb einer bestimmten Bevölkerungsgruppe.

Mortalität: In Prozenten ausgedrückte Rate der Todesfälle bei Krankheiten.

Nykturie: Vermehrtes nächtliches Wasserlassen, das nicht nur als Symptom von Prostataleiden, sondern auch bei Herzinsuffizienz auftritt.

Obstipation: Stuhlverstopfung.

Obstruktion: Verengung.

Offene Adenomektomie: Chirurgischer Eingriff zur Entfernung der Prostata.

Östrogene: Weibliche Geschlechtshormone, die zu einem kleinen Teil auch beim Mann in den Nebennieren produziert werden.

Parameter: Meßgröße.

Pathogenese: Entstehung und Entwicklung einer Krankheit.

Pathologie: Lehre von den krankhaften (pathologischen) Veränderungen durch Krankheiten.

Phytotherapeutika: Heilmittel, die aus pflanzlichen Extrakten gewonnen werden, auch Phytopharmaka genannt.

Placebo: Scheinmedikament, das bei Studien einer Gruppe von Patienten ohne deren Wissen gegeben wird, um die Wirkung von Arzneimitteln vergleichen zu können.

Pollakisurie: Häufige Entleerung kleiner Harnmengen.

Präcanceröser Zustand: Vorstufe einer Krebsentwicklung.

Prävention: Vorbeugung und Verhütung von Krankheiten.

Proliferation: Wucherung.

Prophylaxe: Vorbeugung und Verhütung von Krankheiten.

Prostatarelaxans: Medikament zur Entspannung der Prostatamuskulatur.

Prostatektomie: Ganze oder teilweise operative Entfernung der Prostata.

Prostatitis: Entzündliche Erkrankung der Prostata.

Prostatopathie: Funktionelle, häufig auch durch psychische Einflüsse entstehende Erkrankung der Prostata mit ähnlichen Symptomen wie bei der Prostatitis. Auch Prostatodynie genannt.

PSA: Abkürzung für Prostataspezifisches Antigen, der wichtigste Tumormarker für die Früherkennung eines Prostatacarcinoms.

Psychosomatik: Wechselwirkung von Seele und Körper, psychische Einflüsse auf körperliche Vorgänge.

Quergestreifte Muskeln: Muskeln, die vom Willen beeinflußbar sind.

Rektoskopie: Darmspiegelung mit Hilfe eines Rektoskops zu diagnostischen Zwecken.

Rektum: Enddarm (Mastdarm).

Resektion: Operative Entfernung von Organteilen.

Resistenz: 1. Widerstandsfähigkeit des Immunsystems gegen Krankheiten. 2. Widerstandsfähigkeit von krankmachenden Keimen gegen Medikamente.

Restharn: Harnmenge, die nach der Entleerung in der Blase verbleibt.

Retrograde Ejakulation: Samenerguß, der sich nicht durch die Harnröhre entleert, sondern in die Blase. Der Samen wird dann durch den Urin ausgeschieden. Das Orgasmusgefühl wird nicht beeinträchtigt, wohl aber ist keine Zeugung möglich.

Sekret: Ausscheidung einer Drüse.

Sonographie: Untersuchung durch Ultraschall.

Sphinkter: Schließmuskel, der bestimmte Organe verschließt, z. B. an der Blase und am After, und der sich je nach Bedarf öffnet.

Stent: Maschendrahtgeflecht zur Ausdehnung der verengten Harnröhre.

Stoffwechsel: Alle Prozesse, mit denen der Organismus aufgenommene Stoffe chemisch umbaut, auswertet und wieder ausscheidet. Auch Metabolismus genannt.

Submukoses Gewebe: Unter der Schleimhaut liegendes Gewebe.

Symptomen-Score: Fragenkatalog, anhand dessen der Patient selbst seine Beschwerden nach verschiedenen Graden beurteilt.

Szintigraphie: Diagnosemethode, bei der man durch die Strahlung radioaktiver Stoffe ein Leuchtbild gewinnt.

Tenesmus: Beständiger, schmerzhafter Harndrang.

Testosteron: Männliches Geschlechtshormon, das dafür sorgt, daß sich die sekundären männlichen Geschlechtsmerkmale (Bart, Stimme, Muskeln etc.) entwickeln, aber auch für die männliche

Geschlechtsentwicklung überhaupt zuständig. Es wird in den Hoden produziert. Durch Enzymeinwirkung wird Testosteron in seine biologisch wirksame Form (5-alpha-Dihydrotestosteron) verwandelt.

Thermotherapie: Überwärmungsbehandlung, häufig gleichgesetzt mit Hyperthermie.

TNM-System: Einteilung des Prostatacarcinoms nach Stadien und Schweregraden.

Trabekelblase: Stark erweiterte, nicht mehr vollständig kontraktionsfähige Harnblase, auch Balkenblase genannt.

Transurethral: Durch die Harnröhre.

Tumor: Geschwulst, Schwellung, ausgelöst durch ein pathologisches Geschehen, das zu einer Zunahme des Gewebevolumens führt. Viele Tumore sind gutartige Geschwülste, andere sind bösartige wie z. B. Krebstumore.

Tumordifferenzierung: Beurteilung der Gefährlichkeit eines Tumors nach Form, Größe, Anordnung der Krebszellen in der Prostata.

Tumormarker: Substanzen, die durch Laboranalyse ermittelt werden und mit einer gewissen Wahrscheinlichkeit auf das Vorhandensein eines Tumors schließen lassen.

TURF: Abkürzung für Transurethrale Radiofrequenz-Hyperthermie, Überwärmungsbehandlung.

TUR-P: Transurethrale Resektion der Prostata.

Ultraschall: Schallwellen mit sehr hoher Frequenz, die in den Körper geleitet werden, und deren Echo sich auf einem Bildschirm darstellt. Ultraschall (Sonographie) wird vorwiegend zur Diagnose eingesetzt, kann aber auch therapeutisch genutzt werden.

Urämie: Harnvergiftung

Urethra: Harnröhre.

Uroflowmetrie: Harnstrahlmessung, um die Abweichung vom Harnstrahl einer gesunden Prostata zu ermitteln.

Urogenitaltrakt: Gesamtheit des Harnapparates und der Geschlechtsorgane.

Vegetatives Nervensystem: Eigenständiges System von Nerven, das der Regelung unbewußter und vom Willen nicht beeinflußbarer Vorgänge dient. Es steuert die vielfältigen Körperfunktionen.

Watchful Waiting: Ein aus dem Amerikanischen stammender Begriff, unter dem man bei Prostataleiden eine abwartende Haltung ohne therapeutische Intervention unter strenger Kontrolle versteht.

Zytostatika: Substanzen (Medikamente), die pathologisches Wachstum und Vermehrung von Zellen beeinträchtigen und vor allem in der Krebstherapie eingesetzt werden.

Literatur

DELBRÜCK, H.: »Prostatakrebs«, Kohlhammer-Verlag, Stuttgart, 1993/98.

DOUWES, F. R.: »Prostata. Biologische Behandlung ohne Operation«, unveröffentlichtes Manuskript.

DOUWES, F. R.: »Prostata – Leiden Nr. 1 der Männer«, unveröffentlichtes Manuskript.

DOUWES, F. R.: »Benigne Prostata-Hyperplasie. Ein unnötiges Tabu«, unveröffentlichtes Manuskript.

FROHMÜLLER, H./THEISS, M./BRACHER, F.: »Prostataerkrankungen im höheren Lebensalter«, Wissenschaftliche Verlagsgesellschaft, Stuttgart, 1995.

IKINGER, U.: »Wenn die Prostata zum Problem wird«, Haug-Verlag, Heidelberg, 1996.

REUTER, H. J./EPPLE, W./REUTER, M. A.: »Die Prostata und ihre Krankheiten«, Trias-Verlag, Stuttgart, 1989.

SÖKELAND, J.: »Urologie«, Thieme-Verlag, Stuttgart, 1993.

VAHLENSIECK, W./HELPAP, B./KRIEG, M. (Hrsg.): »Medikamentöse BPH-Behandlung«, Thieme-Verlag, Stuttgart, 1996.

Register

Abwehrschwäche 75, 152
Adenome 58, 60, 85, 89, 131, 132
Adenomektomie, offene 131 f.
ambulant 123, 139, 142
Anamnese 81
Anatomie, pathologische 57
Androgene 33, 69, 106, 140
Anfangssymptome 17–19, 20
Antibiotika 10, 130, 152, 153
Aromatasehemmer 116
Atrophie 26
Autogenes Training 179

Ballondilatation 116
benigne 67
Bestrahlung 139
Bewegungsmangel 65, 171
Blasensteine 56
Blutdruck 111, 113
Bottini, Enrico 59 ff.
Brennessel 107

Chirurgie 10, 11, 21, 37
Cholesterinspiegel 113
Computertomographie 90, 150

Darmflora 153, 154 f., 157
Depression, reaktive 145
Doppelblindstudie 112, 115

Eigenblutspende 130, 131
Ejakulation, retrograde 124, 130, 132, 160
Entscheidungsphase 22 f.
Enzymtherapie 183
Erfahrungsmedizin 12
Ernährung 65, 75, 154, 165 ff., 177

Fergusson, William 56 f.
Fruchtbarkeit 76
Früherkennung 79

Ganzheitsmedizin 42 ff., 49
Genitoanalsyndrom 77
Goldstandard 39, 100, 127

Hämorrhoiden 86
Homöopathika 108
Hormontherapie 140 f., 142
Hygiene 76
Hyperthermie 13, 45, 51 f., 81, 100, 115, 118 ff., 141 f., 156, 160
Hypertonie 111, 113
Hypophysektomie 33

Immunsystem 11, 66, 171, 183
Impotenz 40, 114, 138, 139, 145 f., 161
Indikation 127 f.
Infektion, bakterielle 75, 76, 77
Inkontinenz 81, 104, 117, 130, 138, 139, 145 f.
Inzision, transurethrale 132
irreparabel 49, 51

Kardiovaskulär 112
Kastration 33 f., 62, 140 f.
Katheter 116, 120, 131
Kernspintomographie 90, 150
Kombinationstherapie 115, 126, 142
Komplikationen 40 f., 104, 129, 131 f.
Kontrastmittel 89

Kosten 103, 112, 113, 127, 148, 149
Krankheiten, chronische 9, 19, 66
Krankheiten, iatrogene 10
Kreuzschmerzen 74
Kürbissamen 106

Laser 117
Libido 114, 140, 158 ff.

Maligne 67, 73 ff.
Metastasierung 74
Mikroverletzungen 76, 77
Misteltherapie 182
Morgagni, Giovanni B. 57
Mortalität 74, 101, 132, 147
Muskelspannung 110 f.
Muskulatur, glatte 109, 110, 115

Naturheilmedizin 49, 50, 63, 81, 104 ff., 153
Nebenwirkungen 10, 124, 142, 145, 153
Nervensystem, vegetatives 109
Neuraltherapie 156

Opium 61
Östrogene 107, 116

Patient, mündiger 45, 48
Phosphatase, saure 28, 30
Phytosterole 106, 108
Phytotherapie 104 ff.
Placeboeffekt 105
Potenz 76, 138, 140, 158 ff.
Prostatacarcinom 20, 62 f., 80, 85, 89, 95 ff., 134–151
Prostatafaktor, antibakterieller 29
Prostatahyperplasie, benigne 26, 66 ff., 80, 85, 88 f., 100–133
Prostatahypertrophie 20, 58, 60
Prostatakapsel 26
Prostatitis 20, 75 ff., 85, 152 ff.
Prostatopathie 77 f.
Psychosomatik 180

Radiowellen 120
Reduktasehemmer 113 f., 126

Restharn 88, 107, 124
Roggenpollen 107

Sägepalmenfrüchte 106
Sauerstofftherapie 183
Schmerz 85, 124, 129, 131, 134, 155
Selbstverantwortung 9
Selektivität 111
Sextantenbiopsie 151
Sexualstörungen 161
Sonde 120
Spezialisierung 9, 49, 54
Sphinkter 130
Spirale 117
Stadieneinteilung 68 f.
Stents 117
Streß 65, 75, 78, 110, 156, 175 ff.
Strom 117
Symptomenscore 102, 123

Tabuthema 15, 16
Testosteron 33, 34, 106, 113
Thermotherapie 102 f., 119, 153 f.
Thymustherapie 182
TNM-Klassifikation 98 f.
Totaloperation 11, 13
Tumor 67, 73 ff., 89, 96 f., 118, 134 ff.
Tumormarker 95 f.

Überlebensrate 139 ff.
Überlebenszeit 141 ff.
Überwärmungsbehandlung 119 ff.
Ultraschall 87 ff., 118
Umwelteinflüsse 65, 75
Unfruchtbarkeit 130, 161
Unwissenheit 13, 21

Vahlensieck (s. Stadieneinteilung)
Verfahren, instrumentelle 116 f.

Watchful waiting 52, 132 f., 146 f.
Widerstandskraft 9

Yoga 157

Zinkgehalt 29
Zitrate 30